跟貴族學養生

陳家家◎編著

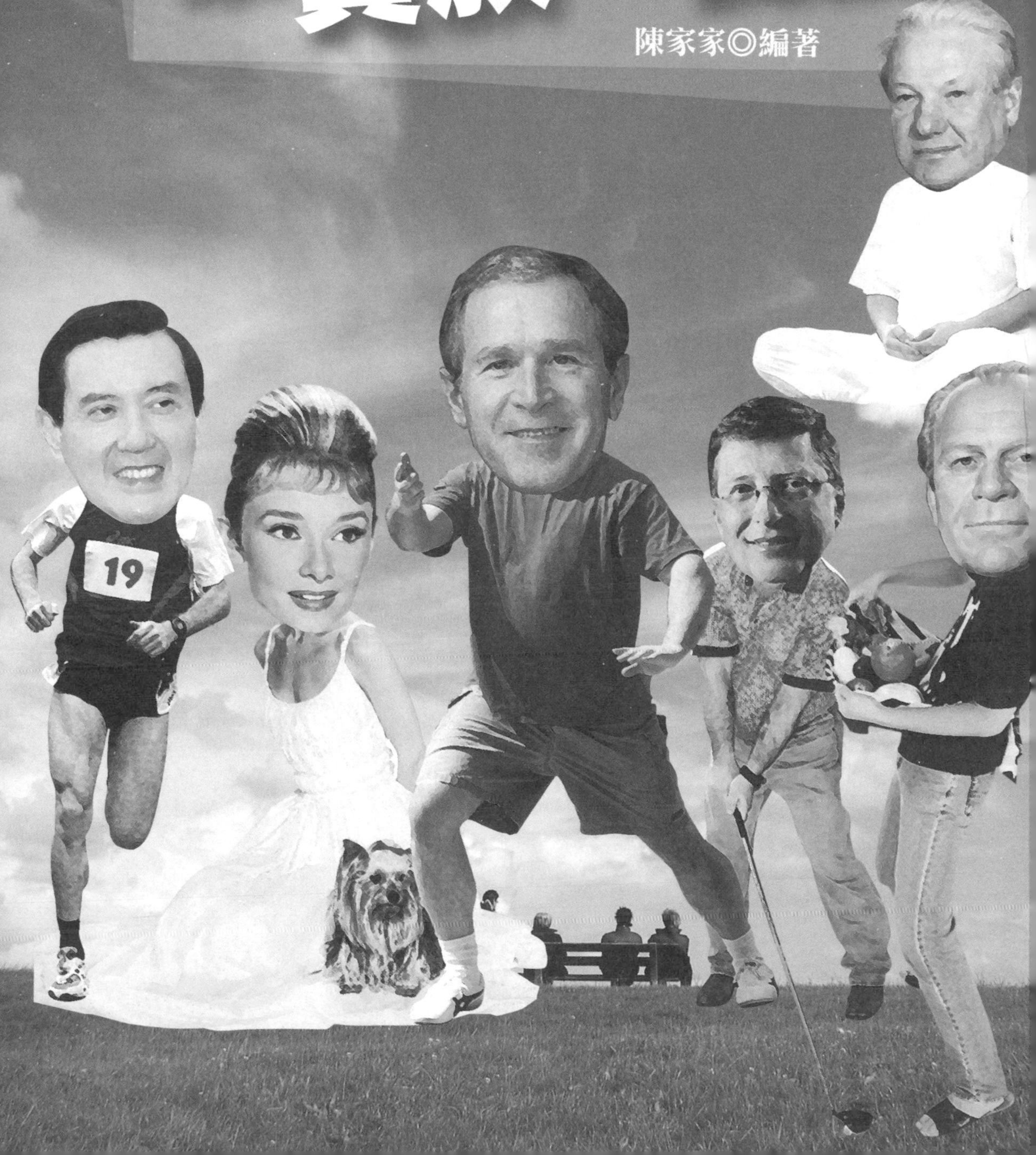

前言

什麼是貴族？

所謂貴族，最初指的是在奴隸制社會和封建社會中，因權力、財產高於其他階級而形成的上層階級。貴族成為一個國家和社會最頂尖的小階層，與一般人相比，他們使用最高級的物品，享用最精美的食物，擁有更多的物質和更高的權利，過著悠閒而又精緻的生活，像珍貴的稀有動物般生活在這個世界上。

健康長壽這種理想，一直誘惑著芸芸眾生，貴族們更是孜孜以求。俗話說「守財不若延壽，延壽必究壽道」，這些貴族之所以能夠健康長壽，是因為他們深諳養生之道，並且從生活中總結出一套適合自己的養生方法。但是相對一般人而言，這些養生方法和養生手段是神祕莫測、遙不可及的，像耀眼的星星一樣遠在天邊，不可觸摸。

所幸，到了21世紀的今天，隨著科技和物質文化的發展與進步，一般人也可以擁有良好的物質條件和悠閒的生活。貴族生活的黑色面紗也向我們偶爾掀起神祕的一角，使我們有幸一睹這些擁有最精緻人生的貴族們是如何過著長壽生活。而且在瞭解其生活品味的同時，也學得若干養生招數，回家「勤學苦練」，實現「貴族」般生活追求。

如何跟貴族學養生，其實一點都不難，只要你將這本書捧到手裡，耐心讀下去。

作者按照中國傳統養生方式，從貴族的生活中找出了他們的養生規律，分別從神養、形養、氣養、食養、藥養、術養、居養七個方面來揭祕養生祕訣，以供借鏡。同時，融入了最科學的分析和指導，總結出一套行之有效的養生方法。讀完這本書之後，你不僅可以獲得簡便易行的養生方法，還能觸摸到貴族們的現實生活，得以近距離瞭解他們。

本書精心選取了古今中外一些貴族的養生經驗和養生故事，穿插了他們生活中的養生妙語以及一些養生軼事，融知識性、趣味性、科學性為一體，以科學、嚴謹、生動的文筆向讀者傳遞出健康的訊息。希望每一位渴望健康長壽的讀者，都能從這些貴族的生活中找到適合自己養生的方法，擁有一個健康的心態和身體，實現「貴族」般精彩的人生。

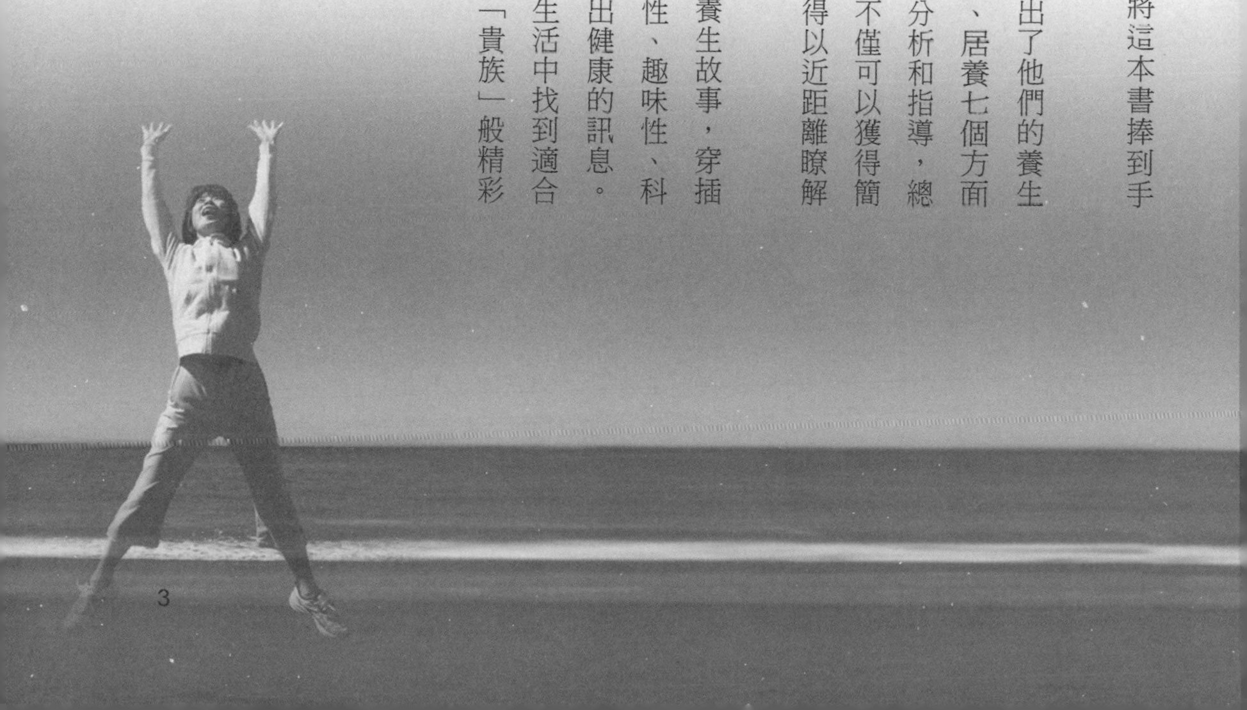

第七法 居養——生命長青在於起居有常 231

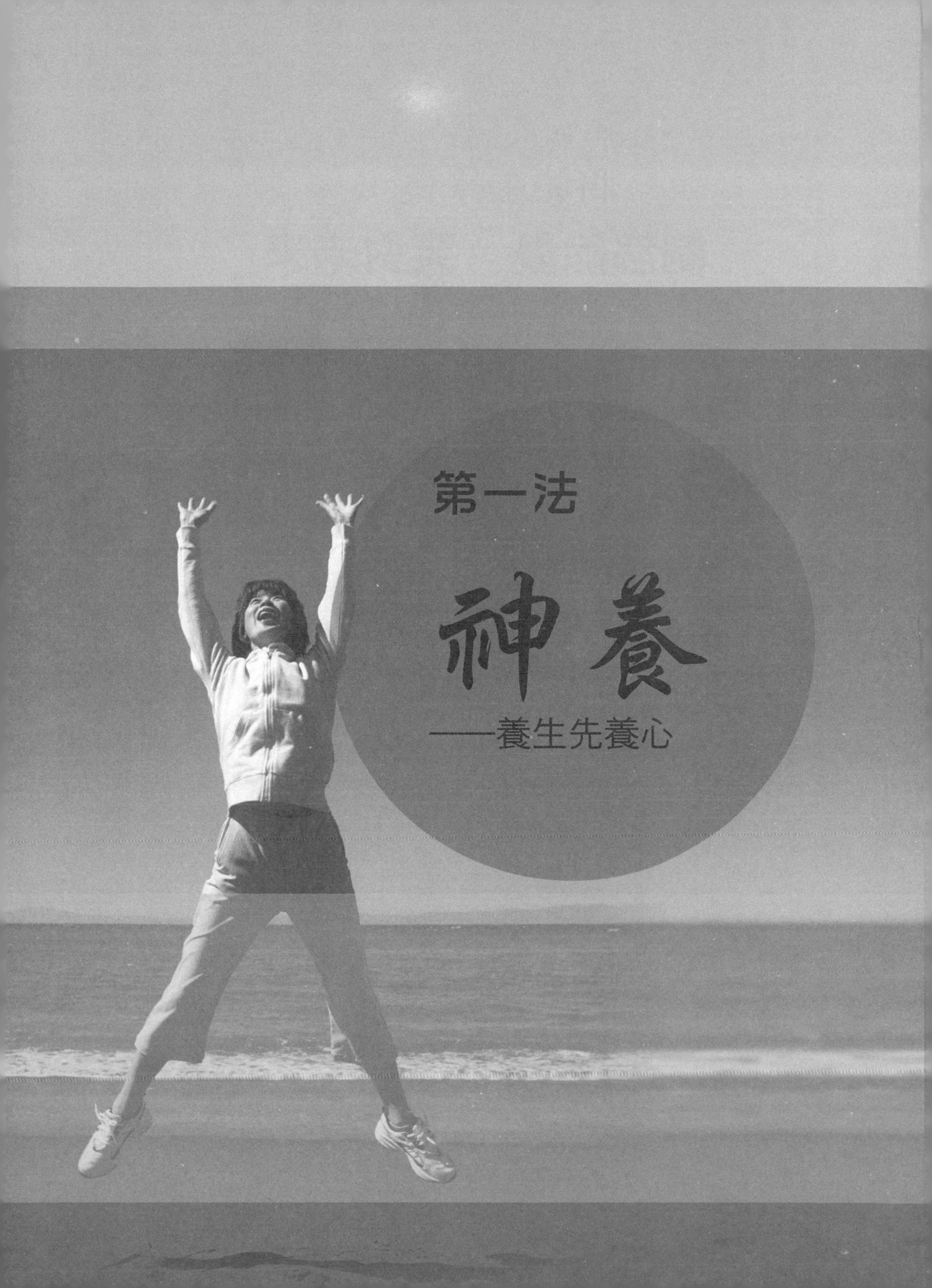

第一法

神養

——養生先養心

將領張學良：
制怒除憂，笑對未來

貴族小檔案

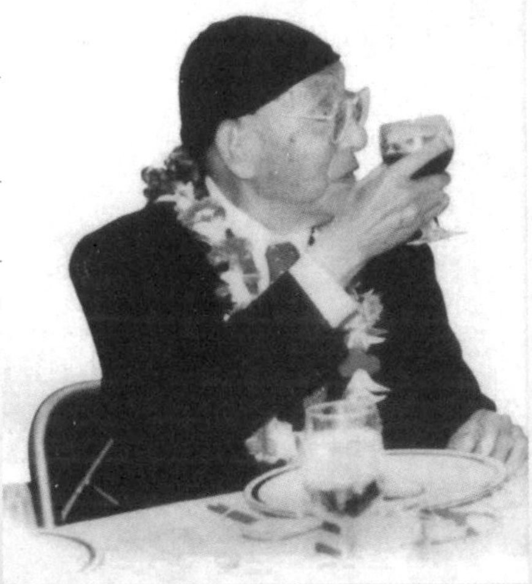

姓　　名：張學良

性　　別：男

生卒年月：西元1901年6月3日～2001年10月14日。

出 生 地：遼寧省台安縣桑樹林詹家窩鋪村。

生平簡介：字漢卿，號毅庵，人稱少帥，奉系軍閥首領張作霖的長子。一級陸軍上將，官至國民政府陸海空三軍副總司令。

曾發動過震驚中外的「西安事變」，西安事變之後，張學良即被蔣介石囚禁，一關就是54年。至此，他從一個風華正茂的青年變成了九旬老翁，由年輕有為的少帥變成了階下囚。

養生妙語：笑是為了長壽，所以每天早晨起床第一件事，就是要讓自己快樂。

張學良是中國歷史上軍事家和政治家之一，也是享年101歲的長壽明星。他能在長達半個世紀之久的囚禁生活中，歷盡各種磨難而精神不垮，身心健康而長壽，不得不說是一種奇蹟。因此，他的長壽之謎被各界人士關注，是什麼樣的養生法讓這位老人如此長壽，成為「囚禁中修練成的全福老人」呢？

其實在剛被軟禁的時候，年輕的張學良也接受不了這個事實，殺父之仇、失地之恨，讓他整天長吁短嘆，大發脾氣，甚至得了嚴重的憂鬱症，在短短的半年內就動了兩次手術。

但是，當張學良瞭解到自己無法改變命運之後，他就選擇了「既來之，則安之」的豁達態度，用各種方式來排解煩惱，解憂消愁，對任何事情都一笑了之，然後尋找新的生活樂趣。凡其是他自己摸索出一種對身體健康十分有益的養生方法，為他的長壽做下了很好的鋪墊，這就是「大笑長壽法」。

在囚禁生涯中，張學良每天都會很早起床，舒展一下身體，然後去登山。登上高峰後，面對群山，他都會練習自己的大笑長壽法：

①準備活動。在練習之前，要先喝一杯溫水來滋潤口腔和喉嚨。

②吐濁氣。身體放鬆，利用深呼吸的方法，深深吸入新鮮的空氣，重重吐出濁氣，直到全身的濁氣被完全吐掉為止。

③大笑。微微提肛，對著群山大笑、大吼，把體內的氣全部吐出去。如此大笑三次。

④放鬆。放鬆片刻，讓整個身心完全恢復寧靜。

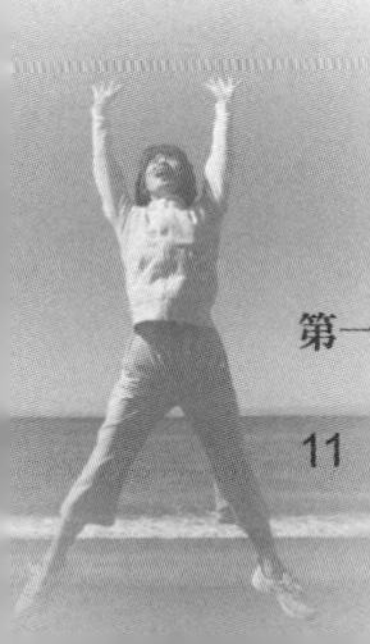

⑤大笑。重新大笑，方法如③。

⑥放鬆。笑過之後，放鬆全身，緩慢呼吸，恢復寧靜。再喝一杯溫水。

⑦注意事項。笑時應採取哈哈大笑的方法，笑聲要從丹田發出，不斷地大笑，笑要像發動機一般從腳底開始，兩腿、臀部、軀幹、兩手、頭頂，將全身的每一處關節、每一個細胞、每一塊肌肉、每一條神經都發動起來，都在大笑。直到笑到沒有力氣為止，笑的時候要集中精力，感覺把所有的煩惱都笑出去為好。

正如張學良的養生妙語中說的：「笑是為了長壽，所以每天早晨起床第一件事，就是要讓自己快樂。」大笑長壽法成為張學良每天登山時的功課，清晨時候的山中空氣非常新鮮，含有很多對身體健康有益的負離子。張學良在自己的大笑長壽法中身體自然就吸收到了這些負離子，不僅對身體健康非常有益，而且對心中的一些不良的情緒也是一個很好的發洩辦法。這個大笑長壽法就像張學良的身體轉換器一樣，每天將不好的有毒的濁氣吐出去，將新鮮的帶有負離子的氣體吸進體內，一整天的心情和身體都是新鮮的、好的。

也正是這種獨特的養生法，幫助張學良不斷排解了負面情緒，養成了健康的身體，一路平穩走過了101個年頭，成為名副其實的「世紀老人」。

這樣養生好處多

俗話說「怒傷肝，憂傷肺」，一個人在憤怒的時候，就會對體內的各種組織器官造成強烈刺激，加快心臟跳動的速度，導致心肌缺血，血壓也會迅速升高，同時還會破壞神經系統的正常運行，使內分泌系統功能發生紊亂，導致免疫能力的下降，對身體的健康產生威脅，甚至是猝死。

在憤怒的時候，人體還會分泌一種叫做「兒茶酚胺」的物質。它在作用於中樞神經系統以後，會使血糖升高，加速脂肪酸的分解，血液和肝細胞內的毒素也會增加，對肝臟造成損害。發怒還會導致植物神經系統功能紊亂，引起腸胃道平滑肌和血管痙攣，而植物神經的紊亂又會使腸胃分泌亢進，使胃酸和胃蛋白酶的分泌增多，引起消化性潰瘍。此外，經常發怒還會降低人體的免疫功能，進而引起癌症。

發怒給人體帶來了這麼多的傷害，那麼到底有什麼樣的好方法能讓人控制怒氣，並減少因發怒而帶來的危害呢？

①對發怒的危害一定要有一個比較充分的認識。當我們知道了發怒會導致的嚴重後果以後，再遇到這樣的事情時，就不會因為過於激動使情緒失常，進而做出喪失理智的行為，甚至因此得病。同時，在發怒的時候我們也能夠適當地對自己的情緒進行控制和調節，平息怒火，進而減輕對身體的危害。

②弄清楚究竟是什麼讓我們發怒。很多時候，那些讓我們憤怒的事情其根源也許只是一些雞毛蒜皮的小事，卻由於處理不當將它擴大化了。當我們在憤怒的時候，不妨想一想整件事情的起因和根源，控制住自己的怒火，冷靜思考出事情的問題和矛盾所在，理智解決，而不是一味地發怒。這樣，不僅能夠即時地將事情解決，也有益於自己的身心健康。如果是非常棘手的問題，也可以先迴避一段時間，等自己冷靜下來以後再去想辦法處理。

③合理發泄自己的憤怒。如果總是將怒火壓抑在心裡的話，同樣也會對自己的身心健康產生很大的危害。因此，一定要學會合理的發泄怒氣。具體辦法有：對我們的親朋好友進行訴說，把自己心理的鬱悶、痛苦和生氣的事情說出來，這樣怒氣自然也就消褪了一大半，傾訴完之後，我們的心態就會變得冷靜平和，更有利於去解決問題。也可以到一個沒有人的地方大聲喊叫或者大哭一場，把壓抑在心裡的怒火都宣泄出來；或者把我們的注意力轉移到工作、學習和其他事情上去，也可以聽聽音樂、看看報紙，不要讓自己的心思總在那些事情上徘徊，總想著讓我們憤怒和生氣的事情。

④尋求心理治療。向心理醫生諮詢，讓他幫助我們找到發怒的根源，進而掃除心理的障礙，也可以輔以藥物治療等。

張學良的養生語錄

語錄一：除了老了，我沒有崩潰！

張學良利用宗教的力量來幫助化解內心的鬱悶。在囚禁生涯裡，他皈依了基督，找到了精神寄託，使備受摧殘的心靈得到了慰藉。

語錄二：我一生有三愛——愛說、愛笑、愛唱。

平時張學良會來上幾嗓子，愛哼唱《空城計》中的「我本是臥龍崗上散淡的人」，心境相比來說要散淡多了，他索性就移情山水，經常漫步到山腳河邊垂釣，養養蘭花，下下棋，經常邀請棋友來一起對弈，雅興上來時會邊下棋邊輕聲哼唱京劇助興。

語錄三：樹是個好東西呀，它對肺呀皮膚呀是太有好處了。沒有樹木陪伴，我可能會早早枯萎。

張學良的私人醫生建議他：要經常進行森林浴，即每天在森林中做做深呼吸，排出體內的廢氣，將森林中新鮮的氧氣吸入體內；步行至少3個小時以上，以身體出汗為好。經常進行森林浴，樹林中特有的氣息、氛圍，尤其是樹木自然散發出的香氣中有菘萜、檸檬萜成分，具有放鬆精神、降低血壓的作用，對人的身心健康十分有益。

語錄四：德音莫違，及爾同死。

這是《詩經》中的話，意思是相約誓言不能忘，與君同死心相連。毫無疑問，這是張學良從愛情中獲得的精神動力，當年張學良被囚禁後，趙一荻拋棄了安逸的生活自願跟隨張學良共患難，她的堅貞不渝為張學良帶來了巨大安慰。這種精神力量的陪伴和支持，也是他得以長壽的原因之一。

語錄五：我偏愛蔬菜和水果，最喜歡吃鮑魚翅、酸白菜肉片、臺灣土芒果及各種小吃。特別愛喝湯，最喜歡吃烏魚蛋湯，蔬菜湯也可以，反正餐餐要有湯。

張學良尤其偏愛素食，特別是到了他的晚年，飲食更是非常簡單，主要就吃像糙米飯和烙餅

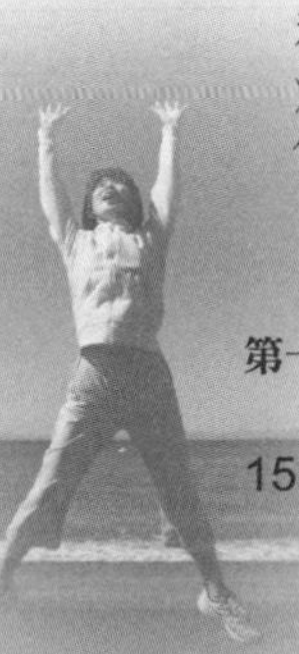

等的麵食類，基本上不吃肉類及海鮮。張學良的食慾一向很好，不偏食、不挑食，但水果、蔬菜吃得比較多，這種飲食方式對他的身體健康十分有益。

語錄六：我並沒有什麼特殊的養生之道，只是會吃能睡，再加上不愁吃、不愁穿，心情保持開懷。

當有人問張學良有什麼養生之道的時候，張學良如是說。他平時都是從晚上10點一直睡到第二天上午11時，到了中午還要再睡2個鐘頭。這樣看起來似乎不可思議，因為老人多睡是對身體健康不利的，但是張學良的睡不是真正的睡眠，而是很多時候都處在臥床靜養狀態，等於是在做「呼吸氣功」。他採用「吉祥睡」的睡姿。所謂「吉祥睡」是指《釋氏戒律》中說的那樣，「臥為右側」就是「吉祥睡」，這也是對健康最有益的睡覺姿勢。右側臥睡安適舒展，腹背和心臟壓力小，有益於氣血運行順暢，對失眠也有防治的作用。

當代著名作家金庸：
樂觀豁達養天年

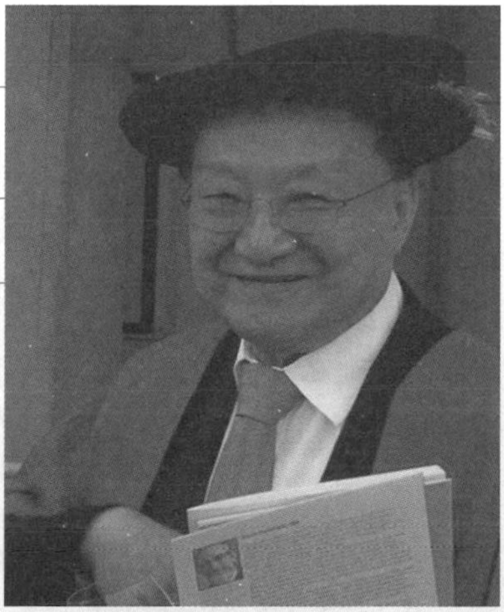

貴族小檔案

姓　　名：金庸

性　　別：男

生卒年月：西元1924年2月6日～至今。

出 生 地：浙江海寧。

生平簡介：1950年，金庸擔任《大公報》所屬《新晚報》副刊編輯。

1955年開始寫《書劍恩仇錄》，在《大公報》與梁羽生、陳凡開設《三劍樓隨筆》，成為專欄作家。

1959年與中學同學沈寶新合資創辦《明報》，任主編兼社長35年，期間又創辦《明報月刊》、《明報週刊》、新加坡《新明日報》及馬來西亞《新明日報》等。

1994年辭去《明報》企業董事及主席職務。

1999～2005年任浙江大學人文學院院長。

金庸是當代著名作家、新聞學家、企業家、政治評論家、社會活動家，《香港基本法》主要起草人之一、香港「大紫荊勳章」得主、華人作家首富。也是新派武俠小說最傑出的代表作家，被譽為武俠小說史上前無古人後無來者的「絕代宗師」和「泰山北斗」。

養生妙語：樂觀豁達養天年。

金庸的武俠小說吸引了一代又一代的武俠迷，創造了「有華人的地方就有金庸武俠小說」的奇蹟，人們尊稱他為「金老爺子」。金老爺子已經高齡80多歲了，依舊精神矍鑠，思維敏捷，身體硬朗，到處講學遊歷。

1995年，金老爺子就曾經做過一次心臟導管手術，歷時八個小時。康復以後，金老爺子說從這以後，他懂得了生命的珍貴，開始用更加樂觀的心態去對待生活，享受生活。

跟人交談的時候，他總是說：「人要張弛有度，就像武俠小說那樣，打一會兒，就要吃飯，談情說愛，不能老是很快很快，要像《如歌的行板》，有快有慢。老是緊張是不行的。年紀大了，很多想做的事就很難做了，考慮到這個年紀，所以我現在把節奏放慢。我的性子很緩慢，生活都是慢吞吞的，不著急，做什麼事情都是徐徐緩緩的，最後也都做好了。把節奏放慢對身體健康很有好處。我現在的心願是：樂觀豁達養天年。」

其實，在這之前金老爺子對養生就有自己獨特的研究。從他的多部武俠小說裡就可以看出，比如他在《神鵰俠侶》中描寫的玉女神功，其中有個「十二少、十二多」，要訣就是「少思、少念、少欲、少事、少語、

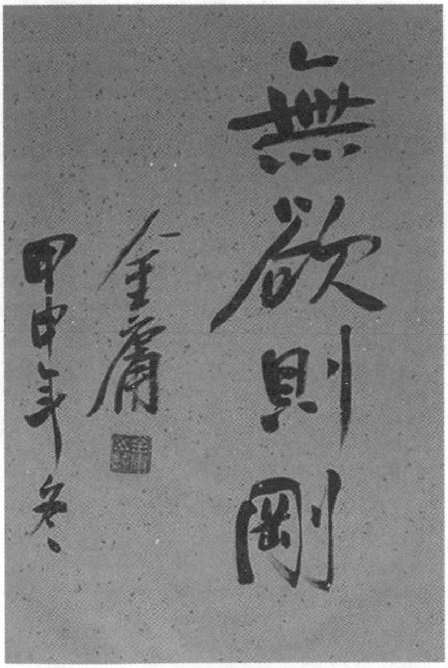

「無欲則剛」是出自佛經上的一句話，意思是說，一個人如果沒有什麼慾望的話，他就什麼都不怕，什麼都不必怕了。在這句話裡面，也蘊含了豐富的養生智慧。

少笑、少愁、少樂、少喜、少怒、少好、少惡。行此十二少，乃養生之都契也。多思則神怠，多念則精散，多欲則智損，多事則形疲，多語則氣促，多笑則肝傷，多愁則心懾，多樂則意溢，多喜則忘錯昏亂，多怒則百脈不定，多好則專迷不治，多惡則焦煎無寧。此十二多不除，喪生之本也。」

不僅如此，在現實生活中，金老爺子的心態也是好的沒得說。曾經有人在報紙上對金庸的小說進行了刻薄的嘲諷，很多人都以為金庸肯定會拍案而起與之「對罵」。然而事實卻出乎所有人的意料，他只是給媒體發了一封公開信，在信中他寫道：「……上天待我已經太好了，享受了這麼多幸福，偶爾給人罵幾句，命中該有，也不會不開心的。」

另外，金老爺子在信中還對佛家「八風吹不動」中的「八風」做了自己的解釋：「佛家的『八風』，是指利、衰、毀、譽、稱、諷、苦、樂，四順四逆一共八件事：順利成功是『利』，失敗是『衰』，別人背後誹謗是『毀』，背後美是『譽』，當面美是『稱』，當面言罵攻擊是『諷』，痛苦是『苦』，快樂是『樂』。先哲教導說，應當修養到遇到八風中任何一風時都不為所動，這是很高的修養。我朝這個境界不斷地努力，就一定能健康瀟灑地活著，不會隨隨便便地被不如意的事情氣出病來，更不會被氣死。」如此輕描淡寫，泰然處之的態度，可見金老爺子的心胸之豁達和坦蕩。

這樣養生好處多

一個人在心理失衡的時候，就會影響到整個神經系統和內分泌、免疫系統，對身體健康造成損害，而精神愉快、情緒樂觀的心理，則會對人體的組織器官產生良好的刺激，產生防病、抗病和健身延年的功效。

例如，消極悲觀的生活態度會讓一個人變得頹廢和碌碌無為，對任何事情都提不起興趣，久而久之也會染上一些不良的生活習慣，對自身造成傷害。而樂觀的人不管遇到什麼挫折，都會積極勇敢地去面對。巴爾札克曾經說過：「世界上的事情永遠不是絕對的，結果因人而異，苦難對於天才是一塊墊腳石，對能幹的人是一筆財富，對於弱者是一個萬丈深淵。」那麼，我們怎麼樣才能擁有一個樂觀的心態呢？

①要對可能出現的結果做好心理準備，既不因估計過高而沮喪，也不因出現糟糕的結局而失去自信。

②提高抗挫折能力，善於調整自己的心態。每個人總會經歷一些坎坷、創傷和痛苦，所以我們更應該讓自己有一個良好的心態去對待煩惱，積極主動地運用逆境來使自己得到鍛鍊，提高自己抵抗挫折的能力。

③增加交流。透過語言和自己的親朋好友交流，是紓解情緒的有效方法。每個人天生都有喜好交流、喜好傾訴的本性，就算是再孤僻和沉默寡言的人，也有傾訴和交流的慾望。

④理智地克制自己的不良情緒。任何人生活在這個世界上，總會遇到一些不如意的事情，只要凡事能夠豁達、大度，想開一些，心情自然就好了。

⑤講究衛生和工作的節奏。要講究勞逸結合，無論工作多麼緊張，也不論遇到成功還是失敗，都要學會享受階段性成績。同時還要學會必要的放鬆，這樣不但可以消除不良情緒，還能為自己積蓄能量，有事半功倍的效果。

⑥學會適當地心理按摩。俗話說「笑一笑，十年少」，一個人在笑的時候，大腦就會改變化學物質的刺激，紓解不良的情緒，提高自己的免疫功能。心理按摩的方式很多，除了笑之外還有聽音樂、做操、打拳、散步、交遊、垂釣、爬山等，都是十分有效的方法。在參加這些活動的時候，我們的注意力會被分散，進而使緊張的情緒得到紓解。

⑦學會自我安慰。自我安慰是保持心理平衡的有效方法，它能使我們處在一種健康、平和、輕鬆的心態之中。

⑧合理調整目標。有很多挫折是由於我們所訂的目標過高而引起的，或者由於個人主觀的努力不夠，這時我們就要透過調整目標，循序漸進，給自己增加信心，逐步地實現最終的目標。

金老爺子日常生活揭祕

祕密一：每天健身走。

金老爺子自從動過手術後，就開始注意鍛鍊身體，用他自己的話：「現在我每日繞圈散步，走45~50分鐘。不過，我散步並非步伐緩慢，而是要達到有急促呼吸的急步，直到出汗為止；天太熱或下雨時，則會留在家裡踏健身單車30~45分鐘。」

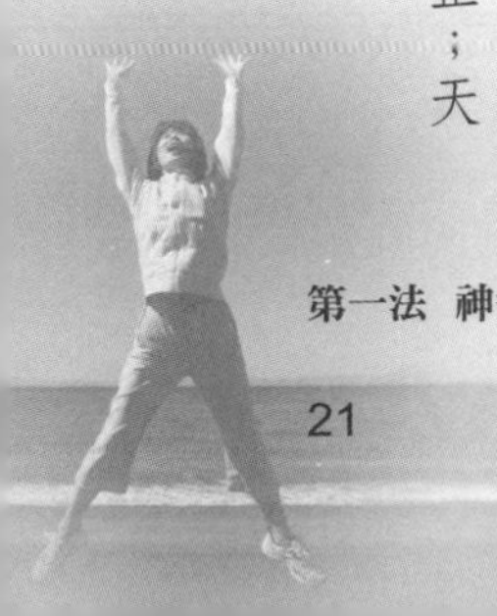

祕密二：品茗綠茶。

金老爺子對綠茶可是非常有研究的，品茗綠茶正是他的養生之道。他說：「最好的綠茶茶葉是鮮嫩的，清明之前便要採下。飲茶與養生是相通的，茶可以使人怡神健腦，這一功能恰是養生所需要的。但我以為，喝茶的量不要太多，就如我每日的食量亦很少，尤其是澱粉、蛋白質食品均要吃少一點。我認為人遇上困難事，愈輕鬆愈容易應付，愈緊張便愈難應付。無論看書還是寫書法，都會令自己的生活變得輕鬆，達到保持健康的目的。」

祕密三：下棋。

金老爺子學棋所拜的名師可謂多多，用他的話說：「我一直對圍棋很有興趣。我的老師是聶衛平，我向他鞠躬拜過師，可惜的是聶衛平沒有時間好好教我，我也沒什麼進步。目前，我是業餘圍棋六段。中國棋院所有的職業棋手都與我下過棋、教過我，所以教過我的老師的段位加起來，可能是世界最高的。在我的許多作品中也都寫到了圍棋，《書劍恩仇錄》中陳家洛下圍棋，用棋子做暗器；《笑傲江湖》中的黑白子癡迷圍棋；《天龍八部》的玲瓏棋局等，不同的人物下圍棋體現出了不同的性格。」

其實，下棋做為一種鬥智的娛樂活動，對老年人的身體健康十分有益，它不僅能鍛鍊老年人的思維，使之保持活躍狀態，進而延緩大腦衰老，提高神經系統的功能。

祕密四：讀書報、練書法。

讀書不僅能鍛鍊老年人的思維和記憶力，而且還能享受到閱讀所帶來的愉悅。讀書屬於一種精神享受，能平衡人體陰陽氣血、調達神志。

練書法則猶如氣功一般，靜思凝神、氣沉丹田、心不外馳，達到入靜境界。進而獲得調心、養息、調身的心理效果，為老年人平添活力和生趣，而且有延年益壽的效果。

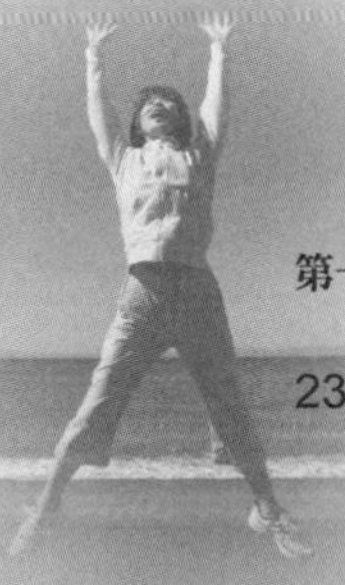

印度詩聖泰戈爾：
平心得高壽

貴族小檔案

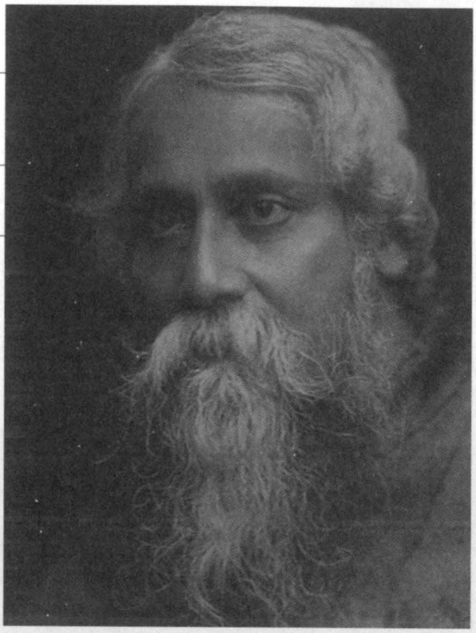

姓　　名：羅賓德拉納特．泰戈爾

性　　別：男

生卒年月：西元1861年5月7日～1941年8月7日。

出 生 地：西孟加拉邦加爾各答市。

生平簡介：8歲開始寫詩，12歲開始寫劇本，15歲發表了第一首長詩《野花》，17歲發表了敘事詩《詩人的故事》。

1886年，發表《新月集》，成為印度大、中、小學必選的文學教材。

1913年，獲得諾貝爾文學獎，是首位獲得諾貝爾文學獎的印度人（也是首位亞洲人）。主要作品有《新月集》、《飛鳥集》、《邊緣集》、《吉檀迦利》等。

養生妙語：生命的悲劇猛烈地震撼著我們的感情，但生命從整體上看是極其樂觀的。悲劇只是生命的歡樂賴以表現自己韻律的一部分。

泰戈爾享年80歲，是世界文壇少有的長壽文學家之一，而他養生的祕訣就是平心得高壽。他從印度的佛學中領悟到尋求內心平靜的境界，運用他超人的平衡能力，在快樂與悲喜的情感衝擊下，使自己的精神狀態處於動態的平衡之中。

1913年，泰戈爾的詩集《吉檀迦利》獲得了諾貝爾文學獎，全世界都為之震驚，印度人民更是歡呼雀躍，高興沸騰。可是泰戈爾卻十分平靜，他把自己得到的獎金全部捐給了一座學校，重新開始了自己安靜的文學創作生活。

20世紀初期的時候，在短短5年的時間裡，泰戈爾相繼失去了自己的父親、妻子、兒子和高徒等5位親人。然而在面對這些重大的不幸時，他並沒有表現出過度的悲傷和痛苦，而是用平靜的心態去接受這些事實。

泰戈爾很善於把自己從悲痛之中解脫出來，並不一味地消沉和悲哀。面對痛苦是這樣，面對幸福的時候也一樣。

泰戈爾非常注意養生，他日常中還會經常進行一些戶外活動，比如旅遊、爬山、游泳、打獵、洗冷水澡、摔角等，以增強自己的體質。與此同時，泰戈爾還自己獨創了一套「動靜養生法」，這套養生法能保證他盡快消除不良情緒，將自己的情緒處於一種平衡狀態之中。

方法如下：

①排遣法。如果人處於長久的悲哀之中，不僅會造成精神的崩潰，而且還會摧毀人體的免疫功能，引發潰瘍病、冠心病，甚至是癌症。泰戈爾排遣悲哀的方法就是寫詩，用詩歌來寄託自己

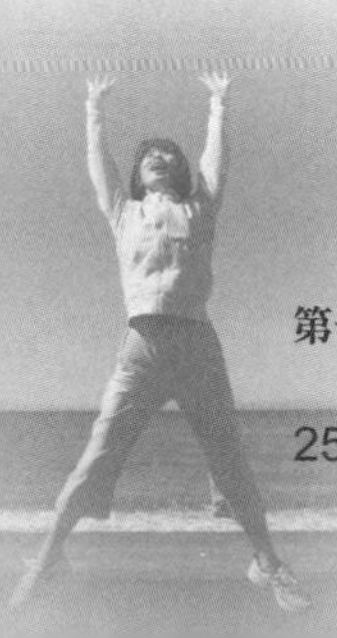

深切的哀思，悲哀情緒進而得到較好的宣泄。

②轉移法。「人們為了從痛苦中解脫出來，像被黑暗圍困的幼苗，總是拼命地想撕破黑幕，投身到光明中。」泰戈爾是這樣說的，也是這樣做的，在遭到親人亡故的打擊時，他積極地去消除這種痛苦的折磨，把自己的心思轉移到寬慰與歡樂之中，進而使自己重新振作起來。

③超脫法。「生命的悲劇猛烈地震撼著我們的感情，但生命從整體上看是極其樂觀的。悲劇只是生命的歡樂賴以表現自己韻律的一部分。」泰戈爾用這種態度來對待生活，對待生活中的悲苦與快樂，凡事順其自然，積極地紓解心理壓力，泰然自若地去面對猝然來臨的打擊和痛苦，進而使自己的心理長期處於一個較為平穩的狀態。

這樣養生好處多

每個人都有七情和六慾，即喜、怒、憂、思、悲、恐、驚和風、寒、暑、溼、燥、火。古人說「魔由心生」，「憂傷肺、思傷脾、喜傷心、怒傷肝、恐傷腎」，一個人只有情緒平和穩定，凡事順其自然，才能達到養生的目的。泰戈爾就是運用他的人生智慧，將自己的情緒調整好，高興不過喜，痛苦不過悲，他高壽的祕訣就是平心，即心平氣和。

金元四大醫家之一的劉河間也曾經說過：「心亂則百病生，心靜則萬病悉去」，說的就是這個道理。那麼，我們如何才能讓自己擁有一個平和的心態呢？

第一，要做到寬容。

寬容意味著理解和原諒，是氣度和胸襟的表現。一隻腳踩到了紫羅蘭，紫羅蘭卻把香味留在了腳上，這就是寬容。釋迦牟尼也教導我們：「以恨對恨，恨永遠存在，以愛對恨，恨自然消失。」因此，只有寬容的人會使自己的人生得到昇華，在這種昇華中尋求到平靜的心態，平靜的心態才會讓人產生心理的滿足和幸福。

寬容對養生至關重要，寬容的心態會幫助大腦產生有益於免疫系統的化學物質，進而對身體健康產生十分有益的影響。一個人不對事物過於斤斤計較了，心態平和了，不僅內心會得到溫暖和滿足，也會帶動良性循環，產生愉悅的人際關係，繼續給自己帶來好心情，正如培根說的：「心中坦然，精神愉快，乃是長壽的最佳祕訣之一。」

所以，我們在日常生活中難免會受到一些誤解和委屈，盡量不要把這些煩惱的事情放在心上，跟自己過不去。要知道一個心胸狹隘的人，就算再講究飲食，再喜愛運動，自己的身體也不會健康，因為惡劣的情緒已經慢慢傷害了你的臟腑，外在的努力只能是徒勞。

第二，要學會與人為善。

醫學界認為：「性既自善，內外百病皆不悉生，禍亂災害亦無由作，此養生之大經也。」而現代醫學也證明了這一點，曾經有養生專家對一個縣的7,000位居民進行過跟蹤調查，結果發現那些樂於幫助別人，待人寬容和與人為善的老人比只顧自己的老人更加長壽，並且他們的死亡率也比那些老人低60%，而只顧自己的老人死亡率比正常人還要高1.5～2倍。

善待他人就是善待自己，與人為善會激發人們對自己的友愛和感激，使內心產生愉快的情緒，不僅能舒緩日常生活中的壓力和焦慮，還會在幫助別人的過程中，感受自己的價值所在，對自我身心修養也有很好的效果。

法國著名的作家雨果說過：「世界上最廣闊的是海洋，比海洋更廣闊的是天空，比天空更廣闊的是人的胸懷。」

學著像泰戈爾一樣，痛苦來臨的時候，勇敢接受，平靜處理，快樂來臨的時候也心平氣和地迎接，做到「不以物喜，不以己悲」，這樣的人生態度有助於我們保持平靜安和的心境，健康自然也就與我們常相伴。

學會為自己喝采

在現實生活中，有很多人總是太在意別人對自己的評價，但別人的評價往往並不能說明什麼，過分在意這種評價就會導致自我的迷失。因此，當我們為了一個目標孤立前行的時候，首先就要學會為自己喝采，絕不灰心氣餒，用微笑去面對別人的眼光。這就要求我們要笑對人生。

笑不僅是一種人生態度，它對我們的健康也有很大的益處。「一份愉快的心情勝過十份良藥。」美國科學家研究證明，笑容是人體最好的藥物。笑在胸腔的時候，會使胸肌擴張，使肺部的運動能力加強；笑在肚裡時，能加強腹肌的收縮和伸張，促進胃液的分泌，增強食慾；笑在心臟時，可以促進血液循環，讓人臉色紅潤；笑在全身，則能調動全身肌肉，讓人愉悅輕鬆，睡眠充實。

微笑可以縮短人與人之間的距離，因此，無論我們遇到多少艱難險阻，假如都能夠用笑容來面對，用豁達的心態去解決的話，那麼一切問題也就迎刃而解了。已經83歲的指揮家曹鵬說過：「心不老，春常在，一個人的心態對生理健康會產生重大影響。」由此可以說明，樂觀的心態對健康長壽是多麼的重要。

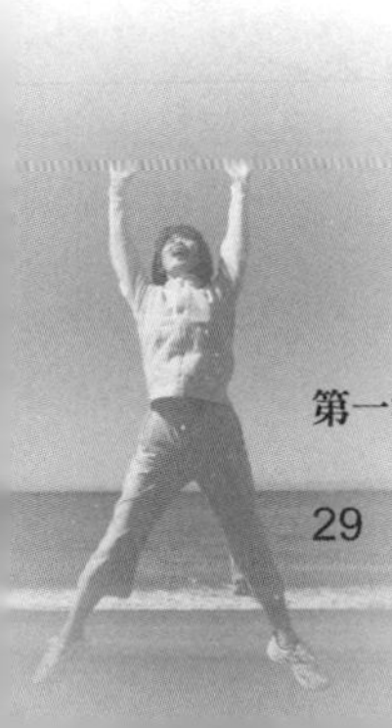

著名書法家啟功：
幽默也能養生

貴族小檔案

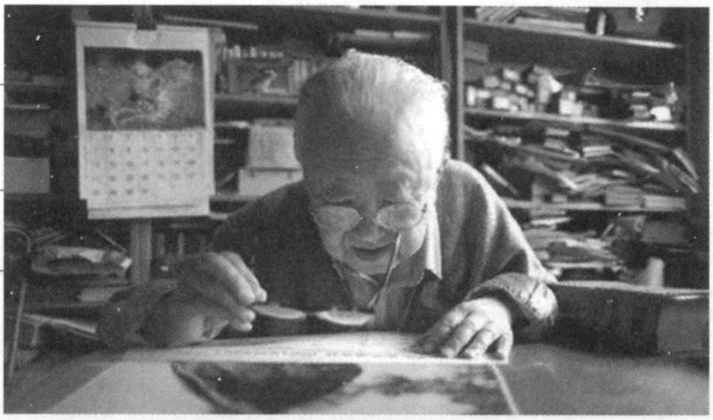

姓　　名：啟功

性　　別：男

生卒年月：西元1912年7月26日～2005年6月30日。

出 生 地：北京。

生平簡介：啟功字元伯，一做元白，滿族，姓愛新覺羅，中國現代書法家、書畫鑑定家、文學家。啟功遠祖是清朝雍正皇帝的第5子和王弘晝，他的曾祖和祖父都曾中過科舉，後來家道中落。啟功幼年喪父，少年失學，但憑著勤奮自學和拜求名師而成為了一代名家。

啟功6歲時就開始臨摹《九成宮醴泉銘》，11歲的時候學《多寶塔碑》，20餘歲學趙孟頫《膽巴碑》，後來改學董其昌、米芾，再到後來開始臨摹碑帖以及歷代名家的墨跡。最後形成自己的特點，其書法結構緊密，筆觸剛健，佈勢主賓相濟，輕重有別，風神俊秀，雅俗共賞，具有鮮明的個性特點。

啟功著有《古代字體論稿》、《詩文聲律論稿》、《啟功叢稿》、《論書絕句百首》等。

養生法則：幽默心態。

著名的書法家啟功先生活了93歲，他始終保持著豁達幽默的生活態度，這也正是他長壽的最大祕訣。啟功先生的幽默眾人皆知，為此還留下了許多的趣事。

啟功先生平時特別喜歡開玩笑，有一次他生病了，在家休養的時候，為了謝絕客人來訪，他就寫了一張「熊貓病了」的字條貼在了門上，原本來訪的客人看到後，都笑嘻嘻地回去了。

當啟功頸椎病發作的時候，被送到醫院裡，他即興寫了一首《西江月》：「七節頸椎生刺，六斤鐵餅拴牢，長繩牽繫兩三條，頭上數根活套。雖不輕鬆愉快，略同鍛鍊晨操，《洗冤錄》裡篇篇瞧，不見這般上吊。」

還有一次，啟功先生被醫院發了「病危通知書」，被嚴格地「管制」起來，這時候他又寫了一首詩：「渾身實難受，滿口答無妨。扶得東來西又倒，消息傳來貼半張，仔細看，似閻羅置酒，敬候台光。」

連生病這麼痛苦的事情，啟功先生都能用這樣幽默的方法來調侃，可見他的幽默天分有多高。

由於啟功先生的作品都是珍貴的墨寶，所以就出現了大量的假冒作品，甚至還有一家店裡就專賣這種贗品，價格都很便宜。有些來買書畫的人就問店主這是真的嗎？店主也很直爽，痛快地說道：「真的能這麼便宜嗎？」後來啟功先生知道了這件事情，就來到這家店。這時有人就問他：「這些都是您寫的嗎？」啟功先生聽了之後笑著說道：「比我寫得好多了。」鋪子裡的人聽了都哈哈大笑起來。不一會兒啟功先生又改口道：「這些是我寫的。」別人問他為什麼這麼說，啟功先生解釋道：「那些人寫了之後署上我的名字是看得起我，要不就是生活困難了缺錢用，如果人家來找我借錢的話，我不也得借給人家嗎？」

還有一次，啟功先生去醫院看病，護士不停地拿著裝著他血液的試管晃動，他就問護士為什麼要搖晃。護士告訴他說：「您老的血液太稠了，不晃的話很快就會凝固，以後可要少吃肉了。」這時候正好碰到趙朴初先生也來看病，趙老當時就說：「看吧，吃了一輩子素，結果不也是血脂高。」啟功先生當即就抓住了「證據」，轉過頭去對護士說：「我就說和吃肉沒有什麼關係的嘛！」

無論生活中遇到什麼問題，啟功先生都懂得用微笑去面對，用幽默的心態去解決問題，這也成了他能夠長壽的最大關鍵。

這樣養生好處多

英國的作家蕭伯納曾經有個很精彩的比喻：「幽默像馬車上的彈簧，沒有它，人生路上的每一塊小石子都會讓你顛簸得難受。」幽默是一種健康的生活態度，一個成熟的人總是懂得如何恰如其分地使用幽默，將棘手的問題處理得得心應手。幽默也是一個人知識和修養的表現，代表著一種機智和胸懷，代表著一種高雅豁達的風度。

此外，幽默對健康也有很重要助益，科學家們更是將幽默比喻為「心理按摩」，這是因為幽默能夠對大腦皮層中的「快樂中樞」產生刺激作用，使人體發生一系列的相對變化，進而對中樞神經進行調節，改善血液循環，增強機體的免疫功能。

幽默總是和「笑」聯繫在一起的，一個人在笑的時候會刺激大腦產生一種叫做腦啡肽的物質，該物質能夠調節神經系統的功能，促進血液循環，使心肺的功能得到改善，同時增大肺活量，加快新陳代謝。幽默也有刺激被抑制的腦細胞作用，使血管得到擴張，進而改善大腦的供血功能，加強腦細胞的活力。

因為幽默對人體的特殊作用，它也常常被應用到醫療實踐之中。斐迪南說過：「幽默的偉大社會功能在於精神治療作用。它揭示人類狀況的喜劇性、哀傷性而使得我們和那狀況暫時協調起來，而不至於引起我們的自滿、倦怠，或者其他消極感情。」國外的某些醫生就透過讓病人看滑稽戲和幽默小說的方法來治療憂鬱症，美國的一些醫院也開設了許多的幽默室，用於心理治療。

清朝時有一名巡撫患了憂鬱症，看了很多大夫都不見效果，後來他就來到了揚州府興化縣名醫趙海仙處求診。趙大夫診斷之後一言不發，巡撫再三追問他才緩緩地說道：「依老朽之見，大人之疾，乃月經不調也。」巡撫聽完之後忍不住哈哈

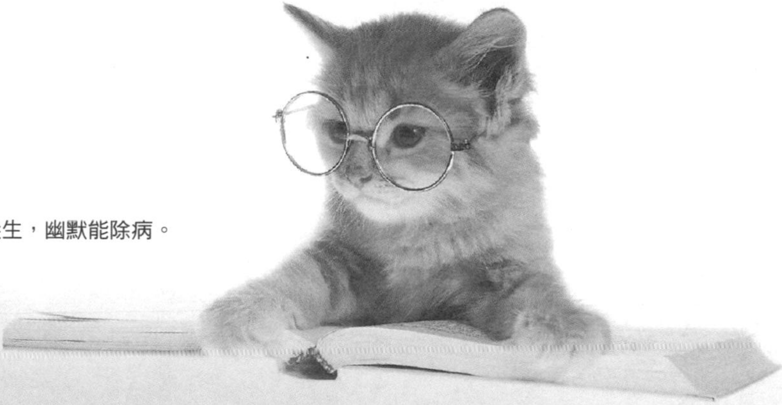

樂觀利養生，幽默能除病。

大笑，連說了幾遍「庸醫，庸醫」，之後憤然離去。在以後的日子裡，巡撫每次和朋友說到這件事情都要大笑一番，不知不覺中，他的病竟然痊癒了。此時他才知道了趙大夫的用心，由此可見幽默真是一劑非常好的良藥。

幽默不僅調節和保持心理的健康，還有延年益壽的效果。這是因為幽默能夠舒緩緊張的心理，使被壓抑的情緒得到釋放，減輕焦慮和憂愁，避免精神刺激對心理活動造成的影響，達到心理保健的作用。

幽默在調節人體神經功能和促進新陳代謝的同時，也能起抗病和抗衰老的效果。幽默可以使人身心健康，保持著樂觀的情緒，使人從負面情緒中解脫出來，這樣也就增強了心理的防禦能力。一個具有幽默感的人總是能使自己的心理達到平衡，也只有熱愛生活、樂觀豁達和幽默的人，才能得到長壽的青睞。

如何培養幽默感

首先，要使自己保持一顆樂觀的心態，遇到事情不要輕易的憂愁苦惱。只有當自己胸懷開朗了，才可能使別人胸懷開朗；只有自身具有感染力，才可能感染別人。一個幽默的人，無論遇到再糟糕的逆境，也能從中找到某個「戲劇性因素」，來達到對心理的調節，更好地處理問題。

其次，要積極地投入到社會活動中。莎士比亞說：「幽默和風趣是智慧的閃現。」將兩者原本沒有絲毫關聯的事物結合起來，給人一種有趣而又驚奇的感覺，這才是幽默。一個幽默的人必須有豐富的經驗，要善於運用自己的才智，鍛鍊自己的機敏和反應能力。

最後，要有意識地加強自己的幽默感。要想成為一個幽默的人，就要不斷地在日常生活中累積和豐富自己的素材，擴大自己的知識面。這些可以透過閱讀報章雜誌或多記住一些電視節日中的時尚名詞來實現，也可以多收集一些珍聞趣事，然後將這些運用到自己平時的待人處事中。在和朋友接觸的過程中，可以有意思地多說一些歇後語等幽默的話語，遇事注意大度一點。同時，也可以多留意身邊發生的事情，發揮自己的想像力加以聯繫、比較和生發，也能逐漸培養自己的幽默感。

此外，要想使自己表現地更為幽默，也可以在說話的時候搭配上一些比較鮮明的肢體動作，以達到更加生動的效果。但動作切忌太過誇張，否則非但達不到幽默的效果，還可能會引起他人的反感。

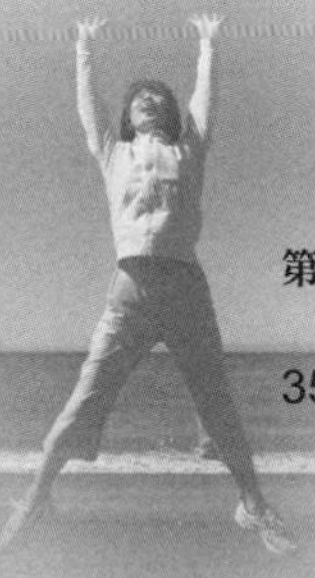

第二法

形養

——強健體魄是養生的根基

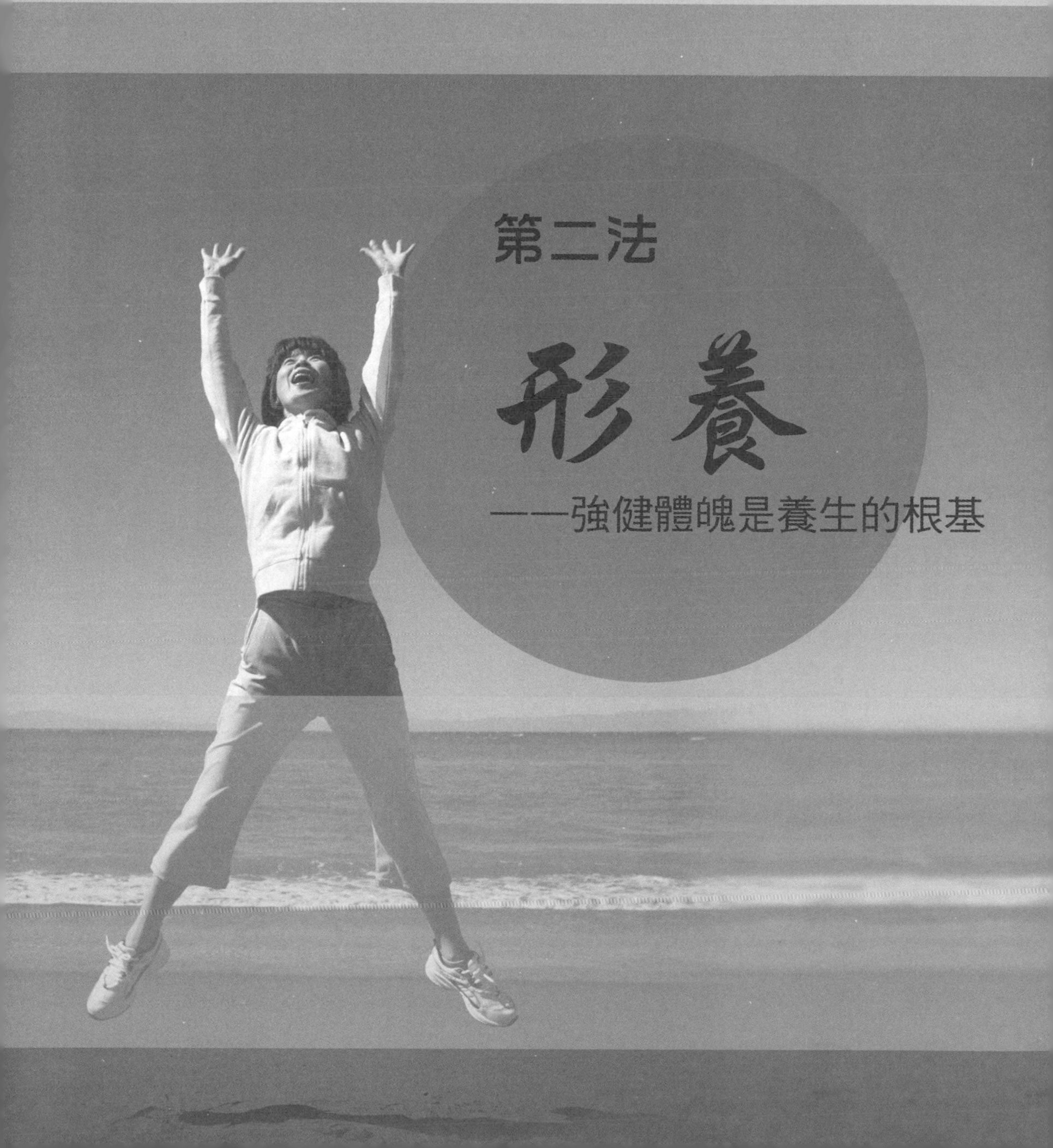

南非總統曼德拉：
牢獄也是健身房

貴族小檔案

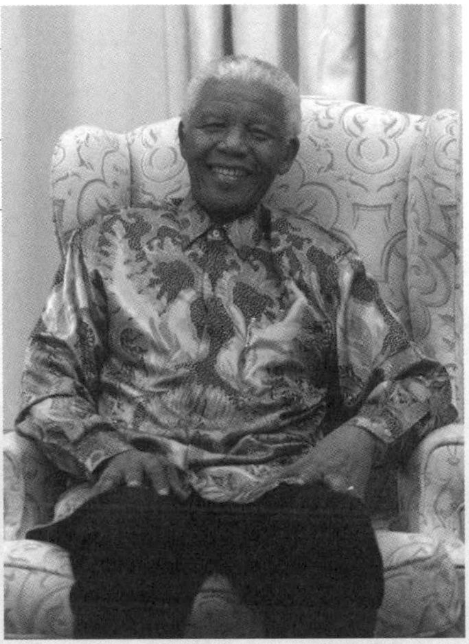

姓　　名：納爾遜・羅利赫拉赫拉・曼德拉

性　　別：男

生卒年月：西元1918年7月18日～至今。

出 生 地：南非特蘭斯凱。

生平簡介：1944年他參加南非非洲人國民大會。

1948年當選為非國大青年聯盟全國書記，1950年任非國大青年聯盟全國主席。

1962年8月，南非政府以政治煽動和非法越境罪判處他5年監禁。

1964年6月，他又被改判為無期徒刑，直到1990年2月11日，南非當局在國內外輿論壓力下，才被迫宣布無條件釋放曼德拉。同年3月，他被非國大全國執委任命為副主席、代行主席職務，7月當選為主席。

1993年10月，曼德拉被授予諾貝爾和平獎。

1994年4月，非國大在南非首次不分種族的大選中獲勝，曼德拉成為南非第一位黑人總統。

養生妙語：博愛的精神加上強健的體魄。

當有人問起現今已經90多歲高齡的曼德拉長壽的祕訣時，他的回答是：「博愛的精神加上強健的體魄。」他說，他這一生最大的遺憾就是沒能成為一名世界級的拳擊冠軍。

1962年，曼德拉被白人統治者關在了大西洋荒涼的羅本島上。島上佈滿岩石，到處都是海豹和蛇及其他動物。曼德拉睡在一個不足4.5平方公尺的「鋅皮房」裡，而他的「床」就是水泥地上的一塊毛毯。白天的時候曼德拉被要求去敲石頭，把採石場上的大石塊敲碎，或者從冰冷的海水裡撈海帶。

在這樣艱苦的條件下，曼德拉每天都堅持進行體驗鍛鍊。他凌晨4點半準時起床，然後到牢房外的院子裡慢跑，之後再做200個仰臥起坐、100個伏地挺身和50個下蹲等健身運動。正是這樣每天的鍛鍊，才使他在惡劣的環境下保持住了強健的體魄和敏銳的思考力。

曼德拉儼然將這囚禁他的牢房當成了強身健體的健身房了。

如今已經90多歲的他還在進行運動鍛鍊，只不過現在的「必修課」成了散步。當參加聚會或者是遇到高興的事情時，他還喜歡翩翩起舞，以此來活動筋骨。

曼德拉說自己長壽的祕訣就在於對運動保持的興趣，他覺得運動能為他帶來快樂，而快樂的運動為他帶來強健的體魄，正是這個良好的習慣才使他擁有了健康和長壽。

這樣養生好處多

體能鍛鍊對人體健康的好處人人皆知，具體可分為以下幾點：

①預防心血管疾病。有規律的體能鍛鍊能夠預防心血管疾病的形成，也能夠降低發病率。心血管疾病是當今危及人類生命的頭號殺手，在美國每兩個死亡的人之中就有一個是死於心血管疾病，而在我國這個數字也同樣佔據首位。因此，平時就更要進行必要的身體鍛鍊，以達到防治心血管疾病的效果。

②改善呼吸系統。一個人在進行體能鍛鍊的過程中，會吸進更多的氧氣，排出更多的二氧化碳，進而增大了肺活量，肺的功能也逐步增強。長期進行鍛鍊的人，還會增強身體的適應能力，使呼吸變得平穩、深沉、勻和，呼吸的頻率也會變慢，每分鐘平均6～8次，而不鍛鍊的人則每分鐘12～15次。

③提高消化系統的功能。體能鍛鍊會使體內的營養物質消耗加快，增強整個機體的代謝功能，提高食慾。同時，體能鍛鍊也會加強腸胃的蠕動和消化液的分泌，改善肝臟和胰腺的功能，提高整個消耗系統的能力。

④改善神經系統。長期的體能鍛鍊會使機體更加靈活，同時耳聰目明、精力充沛，使人的活動在神經系統的支配下更加地協調。

⑤保持皮膚健美。體能鍛鍊除了能夠加強肌肉和心臟的功能，保持骨骼的健康之外，還能保持皮膚的健美。長期進行鍛鍊的人皮膚較一般人更為密厚、結實，彈性也比較好，同時也會減少臉部皺紋的數量。

而缺乏必要鍛鍊的人，患肥胖症、糖尿病、高血壓、腦中風、心臟病的機率就比一般人高出5～8倍，心臟功能也要早衰10年以上。同時，動脈硬化、腎病、膽石症、骨質疏鬆症、癌症、精神憂鬱症的發病率也會明顯升高。

中國「太極泰斗」吳圖南曾經說過：「人由少而壯，到壯而衰，衰而老，這是自然規律，但是我們可以延緩衰老，益壽延年。所用的最佳方法，就是體能鍛鍊。」由此可見，鍛鍊對養生是多麼重要。

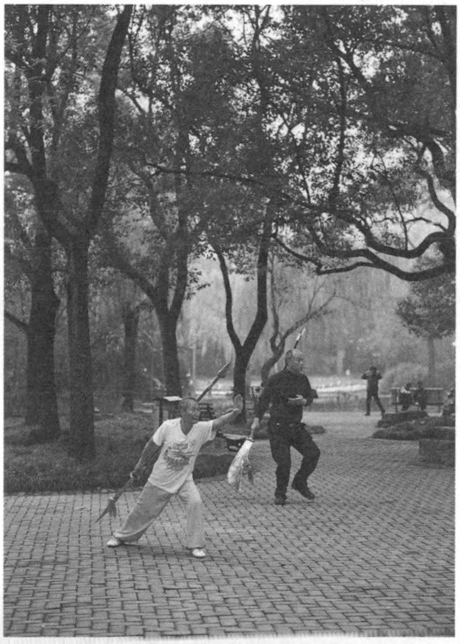
積極參與有規律的體能鍛鍊會使人延年益壽。

根據性格選擇最適合自己的運動方式

除了要考慮年齡、職業和環境等因素外，也要考慮一個人的性格因素。不同的運動會對心理產生不同的作用，只有透過有針對性的運動，才能改善自己的心理和精神狀態，糾正不良的性格缺陷。

緊張型：有的人心理素質不好，就應該選擇一些緊張激烈的運動，比如足球、籃球和排球等。透過在這種激勵的場合中接受考驗，長久下來遇事就不會太過緊張，也不會驚慌失措了。

膽怯型：有的人性格靦腆，天生膽小，遇事容易害羞臉紅，這樣的人就應該多進行一些游泳、溜冰、拳擊和跳馬等運動。透過這樣的運動不斷去克服自己膽怯的心理，以勇敢的精神去挑戰困難。

孤僻型：有的人性格孤僻、內向，不太合群，也不喜歡與人交往，這樣的人就應該盡量選擇一些團隊的運動項目，比如足球、籃球、排球、拔河等。在集體參與的過程中，才能逐漸增強自己的活力和與別人合作的慾望，改掉孤僻的性格。

多疑型：有的人總是對別人缺乏信任，處理事情也不夠果斷，這樣的人就要選擇乒乓球、網球、羽毛球和跳高、擊劍等運動。在進行這些運動的時候，自己的頭腦也會逐漸變得冷靜，思維更加敏捷，同時判斷準確、當機立斷，慢慢走出多疑的思維模式。

虛榮型：有的人一遇到事情就愛逞強，虛榮心特別強，這樣的人可以選擇跳水、馬拉松等難度較大的運動，或者和一些水準比自己高的人下棋、打乒乓球，讓自己經歷挫折，以此來不斷地提醒自己，改掉虛榮的毛病。

急躁型：有的人很容易衝動急躁，遇事很不冷靜，這樣的人可以選擇一些靜態或者單獨的運動，比如下棋、太極拳、氣功和散步等，來調節自己的情緒和神經功能，加強自己的控制能力。

國際奧會終身名譽主席薩馬蘭奇：
跳繩好處多

貴族小檔案

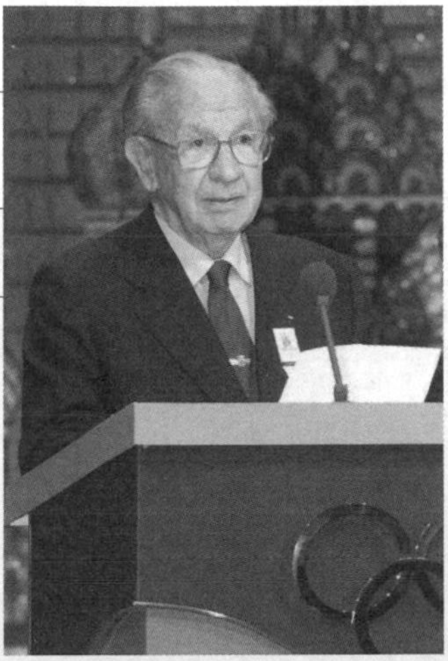

姓　　名：胡安．安東尼奧．薩馬蘭奇

性　　別：男

生卒年月：西元1920年7月17日～至今。

出 生 地：西班牙巴賽隆納。

生平簡介：1951年起任西班牙冰球聯合會會長，1954年起任西班牙奧林匹克委員會委員。

1967～1970年任西班牙奧會主席。1966年當選為國際奧會委員。

1974～1978年任國際奧會副主席。1980年7月16日，當選為國際奧會主席，1989年連任，1993年9月再次當選奧會主席。

1997年9月4日，連任國際奧會主席。

1999年12月17日，獲得由《奧林匹克雜誌》評選的「世紀體育領導人」稱號。

2000年8月2日，為了表彰他為排球運動在世界各地的普及、沙灘排球成為奧運會項目所做出的貢獻，國際排聯向他頒發了「國際排聯金質獎章」。

養生法則：跳繩、射擊、騎馬。

1920年出生的薩馬蘭奇至今已經接近90歲高齡了，但他仍然精神矍鑠，身體硬朗，甚至2008年奧運會在北京舉行時，薩馬蘭奇在北京酷熱的天氣裡，依舊精神奕奕地出席了長達數小時的開幕式，絲毫不顯疲態。當有記者採訪他如此長壽的祕訣為何時，他說這都是平時堅持鍛鍊的結果。

薩馬蘭奇出生在著名的「體育搖籃之城」巴賽隆納，從小時候起，他就開始參加各種運動，曲棍球、滑雪、射擊、帆船、馬術和拳擊，他樣樣精通，並且成了一名優秀的冰球運動員。

後來，薩馬蘭奇接任奧會主席，工作變得越來越繁忙，經常在世界各地飛來飛去。但不管入住在哪個國家的哪個飯店裡，他每天都會早早起床，堅持鍛鍊45分鐘。

有一次天剛亮，北京市民看到薩馬蘭奇只穿一件汗衫，赤著胳膊開始跳繩。看他活潑的樣子，哪裡像個已經到了耄耋之年的老人，分明就是年輕力壯的小伙子啊！

薩馬蘭奇跳完繩以後，又拿起皮條套在房門上開始練臂力。然後又連續做了20個伏地挺身，接下來是啞鈴操、仰臥起坐、踢腿……一直練了將近一個小時，薩馬蘭奇才意猶未盡地停了下來。此時，他身上的汗衫已經全部溼透了。

正是由於長期的鍛鍊，才讓薩馬蘭奇擁有健康的身體和充沛的精力，直到他81歲壽辰的前一天，他才卸下了身上的重擔，辭去了國際奧會主席的工作。在他擔任奧會主席的時間裡，現代奧林匹克運動空前發展，成為世界上第一大體育盛事。因此，世界各地的人都把薩馬蘭奇稱作是「永遠的國際奧會主席」。

這樣養生好處多

跳繩是一項運動量比較大的活動，據專家測試，一個人連續跳繩5分鐘就相當於跑了1,000公尺，而跳8分鐘則相當於騎自行車快速前行了4公里。

跳繩是很有效的彈跳運動，可以鍛鍊肌肉組織的協調和目光的運動。在跳繩的時候，身體不斷地震動，物體就會反覆地投射在視網膜上，此時目光就需要不停地運動來調節，對眼睛有很好的鍛鍊作用。此外，跳繩對鍛鍊骨骼和肌肉、改善血液循環、刺激淋巴液和增強免疫功能也有很好的效果。

跳繩是一項全身的運動，人體的各個器官、肌肉以及神經系統都會得到鍛鍊和發展，尤其能消除臀部和大腿上的多餘脂肪，使形體變得更加健美，也可以防止胃病和肥胖、失眠、關節炎、神經痛等症狀，對預防糖尿病、骨質疏鬆、高血壓、肌肉萎縮和憂鬱症、高血脂等，也有很好的作用。

同時，跳繩對健腦也大有益處。在跳繩時，全身

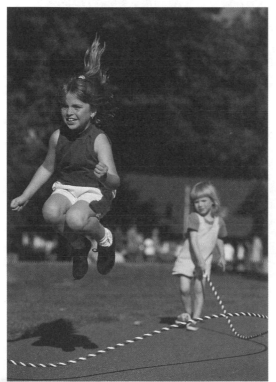

美國著名健身專家里奇．桑旦勒認為，跳繩花樣繁多，可簡可繁，隨時可做，一學就會。特別適宜在氣溫較低的季節做為健身運動，而且對女性尤為適宜。

的肌肉都會運動起來，尤其是下肢的彈跳和後蹬，再加上手臂的擺動和腰部的扭動，手指上的穴位也會不斷地受到繩子的刺激，當刺激傳給大腦時就會使腦細胞更加興奮，進而增加腦細胞的活力，提高大腦的功能。跳繩時呼吸也會加快，呼吸肌的運動使心肺功能也得到了鍛鍊。

跳繩是一項相對比較安全的運動，但在跳繩的時候也要選擇適當的場地，比如灰塵或沙礫較多，以及凹凸不平的地方都不適合，木地板的室內體育館和具有彈性的PU場地是最理想的。並且跳繩時應該穿運動服或者輕便的服裝，鞋子也要選擇運動鞋或者軟底的布鞋，這樣跳起來才會輕鬆舒適。跳繩又是比較激烈的運動，因此在練習前就一定要做好準備活動，同時採取正確的跳繩方法：

①在跳繩的時候不要用全腳或腳跟落地，這樣會對腦部造成震動，應該用前腳掌起跳和落地。同時在空中的時候身體不易彎曲的太厲害，應該是自然彎曲的姿勢，呼吸也要保持一定的節奏。

②在跳繩的時候，兩手要分別握住繩子兩端的把手，然後用一隻腳踩住繩子的中間，同時兩臂屈肘將小臂抬平，此時繩子被拉直的長度即為合適的長度。

③在跳的過程中，繩子向前搖時手臂要靠近身體的兩側，同時手肘要稍微往外展開，上臂以水平的姿勢，用手腕的力量做外展內旋的運動，讓兩手隨著繩子在體側做畫圓運動。繩子轉動的速度和搖繩的速度是成正比的，因此在跳的時候自己就要把握適當的頻率。

④在停止的時候要向前搖，同時一隻腳伸出，前腳掌離地，腳跟著地使繩子停在腳掌下面。向後搖的時候就要一隻腳後撤，同時腳跟離地腳掌著地，將繩子停在腳底下。

練習跳繩一定要循序漸進，動作可以由慢到快，根據自身的情況來控制速度。此外，在飯前或飯後的半小時內，不宜跳繩。

跳繩之前要做好準備活動

先做一些身體的放鬆運動，比如模仿跳繩的跳躍動作等，讓渾身的肌肉興奮起來。做幾個拉腿的動作，尤其是小腿的腓腸肌和跟腱，使其得到放鬆，避免在跳繩的時候出現拉傷的狀況，因為在跳繩的過程中，這個部位會始終處於高度緊張的狀態。在做的時候將兩腿前後開立，然後後腿繃直，腳跟要緊貼著地面，然後將前腿向正前方彎曲即可。或者仰臥在墊子上，將一條腿抬起伸直，用繩子套住足弓，雙手慢慢地用力將腿向軀幹的方向牽拉。每條腿重複做1分鐘即可。

放鬆肩部的時候，可以將繩子對折，用手握住兩端將其拉直，要注意兩手之間的距離要略寬於肩距，同時模仿皮划艇划槳的動作，重複1分鐘。

在放鬆四肢的時候，可以仰臥在墊子上，用跳繩套住右腳的腳踝，同時用右手握住跳繩的兩端，然後慢慢用力將小腿以膝關節為軸向臀部前拉，重複幾次後可以換左腿做同樣的動作。

放鬆大腿肌腱的時候，可以仰臥在墊子上，將左腿彎曲，然後用跳繩繞過脛部使左腿不能自然伸直，再用雙手慢慢地用力牽拉讓小腿緊緊貼在大腿的背側。保持半分鐘後換右腿重複同樣的動作。

在拉伸背部的肌肉和肌腱時，以站立的姿勢向前屈體彎腰，膝關節保持放鬆，同時肩膀和手

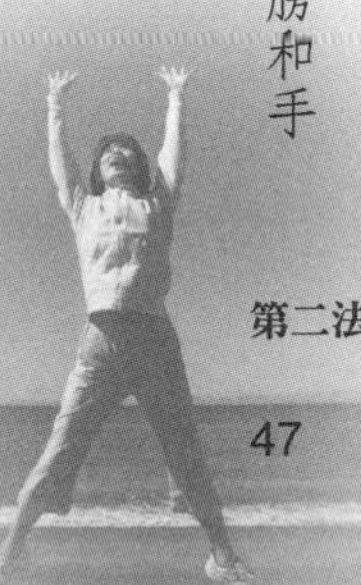

臂自然下垂。然後做擴胸運動，伸開雙臂，肩關節收緊，肩胛骨盡量向裡靠近。最後活動全身，兩手握住跳繩，在身體的兩側做橫「8」形的擺繩動作。然後屈膝下蹲，或者將下蹲改為跳躍。

按照上面的步驟放鬆之後，即可以進入跳繩練習。應該注意的是剛開始的時候每一跳之間不必銜接地過緊，要由慢到快，慢慢適應節奏的變化。

華人首富李嘉誠：
每天早晨打高爾夫

貴族小檔案

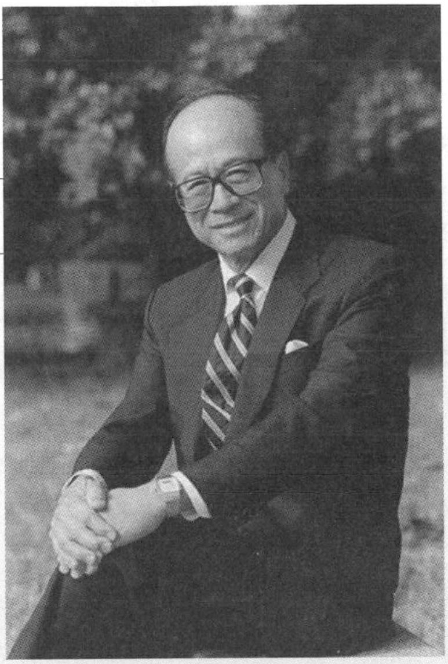

姓　　名：李嘉誠

性　　別：男

生卒年月：西元1928年7月29日～至今。

出 生 地：廣東潮州。

生平簡介：李嘉誠的童年是艱苦的，12歲時為了躲避日本侵略者的迫害而全家逃到了香港，15歲父親病逝，李嘉誠被迫輟學到一家玩具製造公司去當推銷員。由於他精明能幹、勤奮好學，20歲就被提升為塑膠玩具廠的總經理。22歲那年，李嘉誠看準機會，用平時積存下來的錢創辦了自己的塑膠廠，命名為「長江塑膠廠」。

如今的李嘉誠個人資產達到188億美元，在世界富豪排行榜中名列第十，在華人界和亞洲更是首屈一指。

除了經濟上的富足，李嘉誠也獲得了數不清的名譽。1986年，比利時的國王封他為勳爵，1989年，他又獲得了英國女王頒發的CBE勳銜。

養生妙語：人的健康如堤壩保養，當最初發覺有滲漏時，只需很少力量便可堵塞漏洞；倘若不加理會，至崩堤時才做補救，縱使花費更多人力、物力，亦未必能夠挽回。

李嘉誠現在住的房子，還是1962年結婚的時候在深水灣買的一棟獨立洋房。這在當時算是很高級的住屋了，可是現在以他華人首富的身分住這樣的房子則顯得有點寒磣。李嘉誠喜歡這裡的原因是因為深水灣有一個高爾夫球俱樂部，和他的住所很近，開車只要5分鐘。李嘉誠每天都要過去揮上幾杆，他還是皇家香港高爾夫球會的會員，在那裡打球不僅鍛鍊了身體，還談成了不少的生意。

每天早上6點半，李嘉誠就會駕駛著他那輛開了七、八年的藍色寶馬500，出現在深水灣高爾夫球俱樂部的入口。他穿著很平常的衣服，帶著一頂白色帽子，還有那副大型的黑色角框眼鏡。有記者迎上去問他：「您每天早上都打球嗎？打多久時間？」李嘉誠伸出了手，微笑著說：「9個3杆洞球場，得轉兩圈，通常需要1個小時多一點。想保持健康沒有比這更好的運動了。」

李嘉誠之所以喜歡打高爾夫球，最重要的還是為了養生。他曾經說過：「人的健康如堤壩保養，當最初發覺有滲漏時，只需很少力量便可堵塞漏洞；倘若不加理會，至崩堤時才做補救，縱使花費更多人力、物力，亦未必能夠挽回。」

從一個小小的推銷員，成為遍佈全球的企業帝國的領導者，直到現在還活躍在第一戰線上，把握著企業的最高決策。在精神充足的李嘉誠看來，打高爾夫除了能夠鍛鍊和養生之外，也能將打球的原理應用到生意上。有次他和朋友打球的時候這樣說：「做生意一定要和打球一樣，若第一杆打得不好的話，在打第二杆時，心中更要保持鎮定。打球與做人、做生意一樣，有高有低，身處逆境時，你先要鎮定考慮如何應付。」

有一次，一個同事在向李嘉誠彙報數字的時候，他感到有點問題，就提出了異議。但是這個同事業務水準也是非常高的，在香港也很有知名度，他相信自己的判斷一定沒有錯誤。最後兩個人打賭，誰錯了就給對方一副高爾夫球杆。結果，到了第二天李嘉誠就收到了一副嶄新的球杆。

這樣養生好處多

高爾夫球一直被稱為是「貴族運動」，還有人把它叫做「綠色鴉片」，在打球的時候不僅使身體得到了鍛鍊，還能欣賞沿途不停變換的風景，滿足了視覺和心理的享受。高爾夫球場通常都是依山傍水而建，在這樣的環境裡徜徉，自然也就使人心情愉悅開朗，忘卻生活中的煩惱和喧囂。並且在打球時也不必西裝革履，穿著舒服輕鬆的球裝，戴著各種漂亮的遮陽帽，和朋友一邊談笑風生一邊悠閒地打球，的確是一種很愜意的運動。

打高爾夫對身體是一種很好的鍛鍊方式，在揮杆的時候會帶動全身的整體運動，透過腰部的發力使上肢將球擊出，既協調又有爆發力。經常練習不僅可以使腰部的力量得到增加，消除多餘的贅肉，改善和舒緩肩膀疼麻以及腰

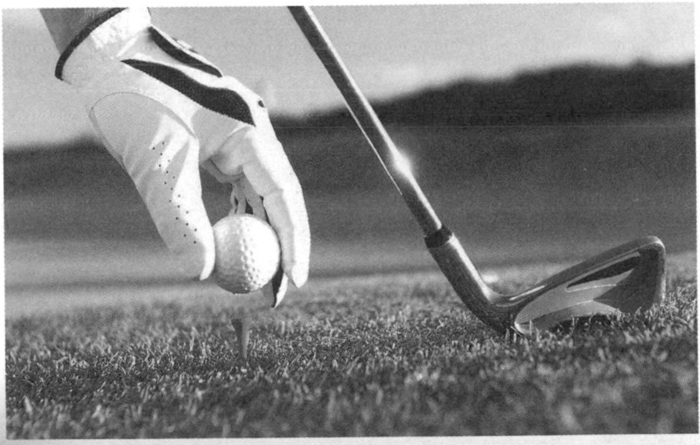

打高爾夫球最早在宮庭貴族中盛行，加之場地設備昂貴，故有「貴族運動」之稱。

膝無力等症狀，還能鍛鍊胸肌和上肢的肌肉，而動作的協調連貫和優美也達到了鍛鍊身體平衡的目的。

此外，在下場打球時選擇步行也是一種很好的鍛鍊。從揮杆到果嶺之間有很長的一段距離，我們不急不緩地走上去，抬頭挺胸調整自己的呼吸，就會使積鬱在腳部的血液緩緩上升，促進腳部的血液循環，使流向腦部的血液流量得到增加，腦細胞也就變得更加活躍。

再者，在打球的時候我們還要考慮風向、風力、距離、溫度等問題，選擇幾號球杆才能避免水塘和沙坑等障礙物，還有果嶺上旗杆的位置，對這些問題的思考無疑會增加用腦的機會，對預防老年癡呆有很好的作用。

對一個初學者來說，在打高爾夫的時候首先要克服自己的緊張心理，否則心理的緊張就會使動作變得僵硬，揮杆不能做到連貫順暢。然後就要掌握握杆的姿勢和要訣，下面幾點是必須注意的：

①初學者可以採用棒球的握杆方法，即用十個手指握住球杆，兩手不交叉。這樣便於右臂發力，但兩手缺乏配合，就不容易掌握揮杆的方向。所以，在揮杆的時候一定要充分地扭轉雙肩，還要在揮杆完成時充分轉回。

②握杆時手的位置不能太低，以免雙手向反方向滑落，或者是圍繞著握柄轉動地太遠，這樣就不能使杆頭的運動速度最大限度的發揮，進而減弱了揮杆的力量。

③要注意開始時的動作。瞄球時雙臂要放鬆地下垂或者伸直，身體也要自然放鬆千萬不能緊張。

④在揮杆時身體的重心一定要落在左腳上，這樣才能保持動作的協調和身體的平衡。假如重心落

在右腳，腰部又沒有充分地扭轉，就很容易造成揮杆失誤。練習時可以在揮杆的同時抬高右腳，靠左腳來支撐身體，漸漸尋找正確的揮杆姿勢。

高爾夫是戶外運動，尤其是在夏季的時候紫外線強，在打球時就要做好防曬準備，塗抹一些防曬乳並隨身攜帶遮陽帽等。一般來說，早晨和傍晚是打球的最佳時間，許多的高爾夫球場也專門設立了早場和晚場。但是在打雷的時候千萬不要去打高爾夫球，球杆的頂部基本上都是用金屬製成的，在雷雨天氣裡打球就很容易發生危險狀況。

冬季打高爾夫的注意事項

冬季的時候人們的運動量都會大幅減少，此時選擇一個晴朗的天氣去戶外打打高爾夫球，對放鬆身心和磨練堅強的意志有更加突出的效果。但另一方面，在冬季打球也會帶來一些損害，只要多加注意以下幾點就好了：

首先，保暖。

冬季的保暖是非常重要的，尤其是一般的球場都比較空曠，更要做好防風防寒的準備，選擇保暖並具有防風功能的衣服，內衣也要盡量穿棉質的，並且有良好的吸汗效果，再加上一頂絨線帽和圍巾，準備妥當就可以前往球場啦！

其次，熱身。

冬季裡，我們的身體因為長期缺少運動，如果此時貿然進行劇烈活動的話就會對身體造成損

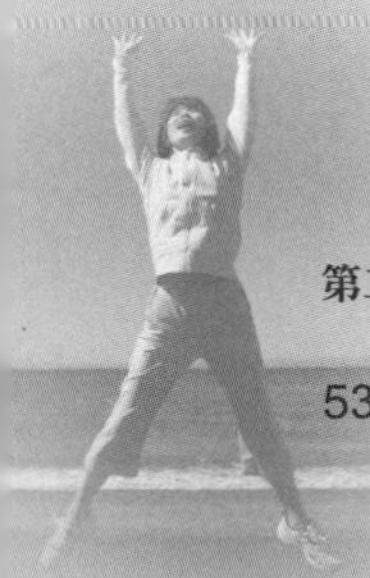

害，故必要的熱身是不可少的，相較於其他的季節熱身的時間也要適當地加長，可以保持在15分鐘左右，同時動作的幅度也要適當地增加。

再次，球杆。

冬季打球最容易對球杆造成損害，使杆頭出現折斷的情形，這就要求我們平時要多到專業的球具店裡去做球杆的保養，同時也要注意對它的日常維護，比如打球之前用溫熱的毛巾摩擦杆頭，使杆頭軟化，以免在低溫裡出現斷裂；打完之後要清除掉夾雜在球杆接縫中的髒污物，做好清潔的工作。

冬季打球時，還要避免在沙坑裡和果嶺的邊緣練習劈杆的動作，冬季沙坑因為缺少保養也會變得堅硬，很容易對球杆造成損害。

英女王伊莉莎白二世：
勤練瑜伽

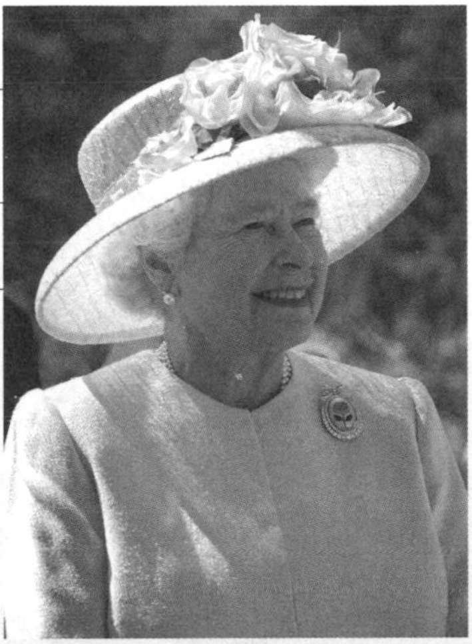

貴族小檔案

姓　　名：伊莉莎白．亞歷山德拉．瑪麗．溫莎

性　　別：女

生卒年月：西元1926年4月21日～至今。

出 生 地：英國倫敦。

生平簡介：1947年7月9日，伊莉莎白和遠房表兄菲力浦．蒙巴頓訂婚，同年11月20日結婚。

1952年2月，伊莉莎白接替父王正式即位，並於次年6月2日在倫敦威斯敏斯特教堂舉行加冕儀式。

1953年～1954年，伊莉莎白和菲利浦花了半年時間周遊世界，是第一個訪問澳大利亞、紐西蘭和斐濟的在位君主。

1957年10月她對美國做了國事訪問，1959年又訪問了加拿大。

1961年她首次訪問印度和巴基斯坦。

1986年10月，伊莉莎白訪問中國，是英國目前唯一一個訪問中國的國家元首。

2007年11月9日，英女王成為英國史上首名慶祝60週年鑽石婚的君主。81歲的女王與85歲的王夫在教堂接受祝福，英國聖公會大主教稱頌他們「以忠貞維繫百萬人」，女王與王夫20日啟程到初婚居住地馬爾他，享受兩人世界。

養生法則：勤練瑜伽，起居有常。

英國女王伊莉莎白二世年過八旬仍然身體健康，精神矍鑠，一點都不像八十歲的人。

有一年的平安夜，伊莉莎白二世在參加王室的聖誕夜大餐時，在拿食物的時候，不小心摔倒了。眾人見狀驚慌失措地想把女王扶起來，誰知道，女王卻坐在地上咯咯地笑了起來，她自己從地上爬起來，身體一點事也沒有。

幾天之後，在溫莎皇家馬術表演賽上，女王又冒著細雨來參加了。按照規定，參賽者是必須要佩戴頭盔的，可是女王竟然連頭盔都沒戴就跑向了賽場，讓人不得不佩服她的身體。

那麼，女王伊莉莎白二世是靠什麼來養生保健的呢？

其實，隨著年齡越來越大，女王的身體狀況也是一日不如一日。但是，女王十分注意養生，她聽說練習瑜伽能強身健體，於是就開始研究起瑜伽功法來。有「孝子」之稱的查爾斯王子知道後，就積極地為母親尋找瑜伽高人，最終找到了艾萬斯來幫助母親。

蒂莫西．艾萬斯在英國醫學界是很有名氣的專家，修練了幾十年的瑜伽，對歐美流行的代替療法也是很有研究。同時，他還擔任高級健身房的醫療主管，據說戴安娜王妃也曾經在這家健身房裡學習瑜伽。

但伊莉莎白女王畢竟年事已高，一些對身體的柔韌性要求較高的動作就不能勝任，只能練習一些難度相對比較低一些的動作。即使是這樣，女王還是聽從教練的指導，認真練習，果然身體狀況也得到了大大地改善，效果非常好。

平時除了練習瑜伽之外，伊莉莎白女王的作息也十分有規律，不管是參加什麼活動，晚上10

點一定會準時離開，以確保11點能夠準時就寢。女王幾十年來都堅持著這樣的習慣，就算是在出國訪問或者是旅遊期間，也不曾發生改變，應該說這也是女王能夠長壽的另一大關鍵所在。

這樣養生好處多

瑜伽起源於印度，是東方最古老的強身術之一。源自印度的瑜伽，與我們的氣功一樣歷史源遠流長，充滿神祕色彩。在印度，人們相信透過瑜伽可以擺脫輪迴的痛苦，內在的自我將與宇宙的無上合二為一；透過瑜伽將產生輪迴的種子燒毀，心的主體被證悟，一切障礙都將不復存在。瑜伽也是一種靈性的修持，唯有經由靈性的修持，才能對自己內在潛能最大限度地挖掘，喚醒並頓悟內在沉睡的能量。

在古老的印度，高僧們經常在原始森林之中隱居，用靜坐和沉思的方法來提高自己的修為，他們嘗試著和自己的身體對話，比如在對貓科動物的觀察中，發現牠們透過一系列的肢體動作來刺激神經，對身體有按摩的作用。於是，這些高僧瞭解到人可以在意志力的支配下來完成一些動作，並對某些疾病產生一定的治療作用。此後經過了許多年的總結和歸納，瑜伽漸漸地發展成為

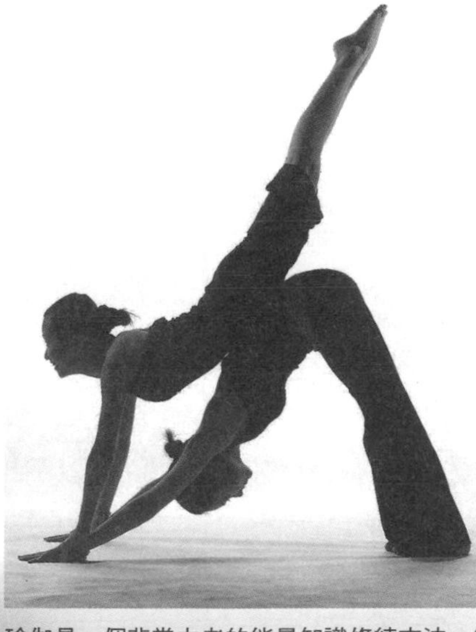

瑜伽是一個非常古老的能量知識修練方法，集哲學、科學和藝術於一身。

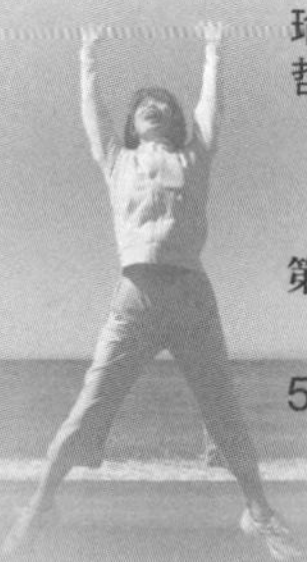

一種集藝術、哲學和科學為一身的修練方法。

在印度，人們相信透過瑜伽可以將內在的自我和宇宙的無上合二為一，進而擺脫輪迴的痛苦，他們將瑜伽當做一種靈性的修持，人們經過這靈性的修持，可以將內在自我的潛能進行激發，喚醒內在沉睡的能量。

現在，透過瑜伽來養生保健也吸引了更多人的關注。瑜伽健身強調的是一個整體，透過體位法和調息等方式來對人體各個器官的生理功能進行調整，以此來達到強身健體的功效。

瑜伽是一種生活哲學，它修練的不僅是生理上的運動，也包括對心靈的修練。瑜伽透過將感官、身體和呼吸配合起來，來控制身體、駕馭肉身的感官，以及修練心靈。瑜伽可以激發人體的潛在能量，對鍛鍊肌肉和骨骼非常有益，也能增強內分泌腺體、神經系統和人體主要器官的功能。而這些是一個人是否健康的標準，透過練習瑜伽可以有效地消除緊張心理，提高體能，使身體保持活力，思維也更加清晰。

瑜伽重在協調整個機體的功能，包括力量、耐力、伸展和強化心肺功能的練習等，以此改善人體的生理、心理和精神狀態。具體來說，瑜伽的作用主要表現在以下幾個方面：

消除緊張心理

練習瑜伽需要透過呼吸、打坐和各種體位，來對神經系統的功能進行調節，使緊張的心理得到舒緩。

修身養性

瑜伽提倡厚德載物的生活態度，透過不斷地修練來實現對自我的超越，改掉生活中的不良習慣，增強自信心。

恢復精力

交感神經和副交感神經對調解人的精神狀態有很重要的作用，假如生活作息不規律的話，就會使這些神經長期處於疲勞的狀態，得不到即時地休整。而瑜伽可以使腦電波恢復到平靜的狀態，並且能夠促進副交感神經發揮最大的作用，進而使精力保持充沛。

紓解壓力

隨著生活節奏的加快，現代人所承受的壓力也是越來越大。當壓力超過自身的承受能力時，就會對健康產生影響，造成免疫力的下降，使身體出現各種不適，心理上也會產生一定的挫敗感。而瑜伽對生理和心理的雙重作用，正可以對這些症狀有很好的防治效果。

現在修習瑜伽的主要都是女性，對男性而言，瑜伽也是一種很好的養生方法。表面上看，瑜伽對身體柔韌性的要求比較高，動作舒緩節奏緩慢，但實際上瑜伽更注重對呼吸的調理，以及讓身體達到平靜狀態的竅門。雖然男性的柔韌性不如女性，可是在修習瑜伽的過程中，也能對身體達到很好的鍛鍊效果，進而增加體力，既強身健體，又修身養性。

此外，女性在修習瑜伽時，較注重的是對體形的保持，而男性則更注重力量，因而也就更容易體會到瑜伽的真正快樂。印度有許多的瑜伽大師和西方的瑜伽實踐者都是男性，正是這個道理。

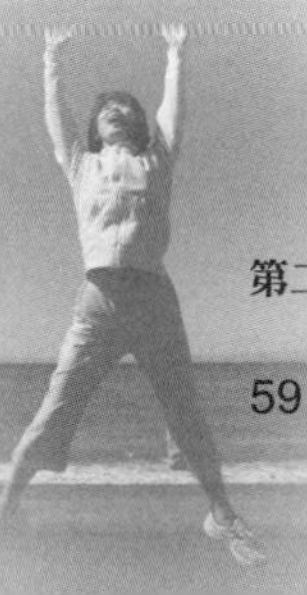

用科學的方法修練瑜伽

瑜伽經過長久的演變之後，形成了許多不同的流派，比如哈達瑜伽、沖道瑜伽、阿南達瑜伽等，不同的流派修習時的體位法以及理論也是不同的，所強調的重點也是各異。因此，在練習時一定要明確自己的修習目的，比如塑身、鍛鍊肢體或者是治療疾病，來選擇最適宜自己修習的瑜伽。

瑜伽的動作繁複多變，簡單來說，包括彎、疊、折、俯、扭、抑、屈、伸、提、壓等，錯誤的動作可能對身體造成損害，在修習的時候一定要注意以下問題：

練習前3小時內不要進食，同時飲食也要避免辛辣和油膩；練習前要盡量排泄完大、小便；沐浴的話至少要在修習完15分鐘之後；避免在烈日之下練習瑜伽；盡量在每天的同一個時段練習；在練習時要保持空氣的正常流通；修習時穿著一定要寬鬆簡單，光腳，並且摘掉手錶、腰帶等配飾；墊子不要過軟或者過硬，但要有支撐性；高血壓、低血壓、暈眩、心衰、經期婦女以及頭部受過傷害的人不要做倒立的姿勢，以免造成頭部充血。

瑜伽是全身性的腺體運動，練習之前腰部要注意暖身，不要一上來就做一些難度比較高的動作，應該在教練的指導下循序漸進，以免對身體造成傷害。在練習時心情也要保持絕對的放鬆，用力不要過度，同時精神要專注，呼吸要有規律，並且深沉。在練習完一整套的動作之後，一定要注意休息。

瑜伽既可以在室內練習，也可以在室外，但要保持空氣的清新，以吸入足夠的氧氣。在室外練習時要避免寒冷、不潔、大風或者是有異味的場所，也不要在靠近家具的室內練習，以防止意外發生。

澳大利亞總理霍華德：
跨大步伐地散步

貴族小檔案

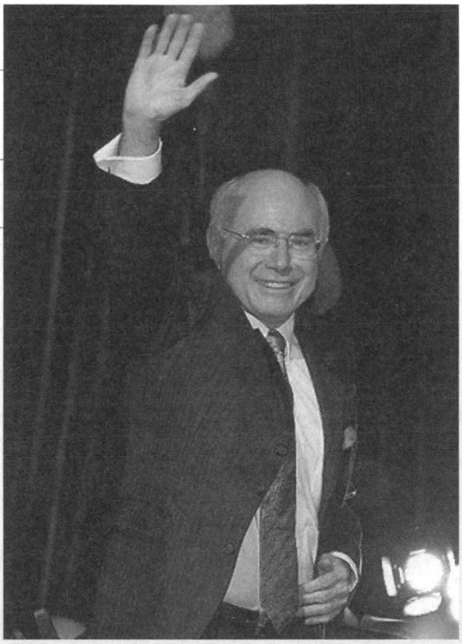

姓　　名： 約翰．溫斯頓．霍華德

性　　別： 男

生卒年月： 西元1939年7月26日～至今。

出 生 地： 澳大利亞雪梨。

生平簡介： 1974年他當選為聯邦眾議員。

1975年至1983年先後任商業和消費事務部長、特別貿易談判部長、財政部長。

1996年3月自由黨聯盟在大選中獲勝，霍華德出任聯邦政府總理，並在1998年和2001年大選中蟬聯總理。

2004年，霍華德第四次就任澳大利亞聯邦總理，成為澳大利亞歷史上第二位執政時間最長的總理。

養生妙語： 我經常鍛鍊身體，所以感覺狀態一直都很不錯。

霍華德可謂是澳大利亞人政壇的常青樹，自從1974年當選為聯邦眾議員以來，他在政壇角逐了30多年。

2002年，某一天清晨，人們看到一個健碩的外國小老頭在路邊大步伐地走著。他穿著一身運動套裝，花白的頭髮和長長甩開的手臂吸引了眾多人駐足。此時正是上班的高峰期，人們紛紛停下了匆忙的腳步，用驚訝的目光注視著這個渾身散發著活力的老頭。

有人看他走得這麼痛快，也模仿著他的動作大步走了起來。沒想到，短短幾分鐘的時間，就有大批的人加入了這個行列，隊伍中既有早起鍛鍊的老人，也有正趕著去上班的年輕人。有幾個小伙子按耐不住好奇的心理，走上前去用英語和他交談。在交談中大家才知道，原來這個精力充沛的外國老頭，竟然就是澳大利亞的現任總理霍華德。

每天散步是霍華德生活中必不可少的部分，幾十年裡一直不曾間斷。他的散步方法並不是閒散地壓馬路，而是跨大步伐地疾走。

即使是在他64歲生日的那天，他也像往常一樣早晨7點半準時起床，然後穿上他的運動套裝，從他居住的基里比利大廈開始出發，沿著海邊整整走了半個多小時。

霍華德總是對採訪他的記者說：「我身體很好，我也很喜歡現在的工作。」有一次，在接受澳大利亞《週日郵報》的採訪時，他說「我經常鍛鍊身體，所以感覺狀態一直都很不錯。」當記者問到他健身的祕訣時，他笑著告訴記者：「飲食要有規律，不要把工作行程安排得太緊湊。」他還說很多政治家就是因為沒有處理好工作和身體的關係，不進行體能鍛鍊，結果經常會導致潰瘍，搞壞了身體，或者有些人不注意飲食，為了趕飛機而疲於奔命，導致身體很不健康。

這樣養生好處多

大步行走就是在自然步幅的基礎上，將步幅再加大一點，同時配以雙臂有力的擺動。這樣在走的時候，就會增大兩腿肌肉的用力，使運動的強度增加，可以更有效地使全身血液循環的速度加快，進而促進新陳代謝和增強心肺功能。

大步行走還會增加各個關節的活動強度，比如髖關節、膝關節、踝關節、肘關節和肩關節，使這些部位的肌肉、韌帶和肌腱變得更加強健和富有彈性。大步行走還能增加肺活量，降低嗜菸者對抽菸的渴望；增強背肌的力量，腿腳骨骼和肌肉。

在大步行走的時候，大腦中還會產生一種叫做內啡肽的物質，俗稱「愉快素」。這種物質會使人體的各種生理時鐘處於一種和諧的狀態，使心情變得愉悅，有助於紓解壓力，對消除焦慮有很好的效果。大步行走還是敏感的催化劑，一個人在走路的時候也是心靈最敏銳的時刻，因為在行走的過程中，可以增強腦部的血液流量，為腦部提供更多的氧氣，進而使大腦活化和復甦，使思維更加敏捷，記憶力更佳。同時，大步行走還能有效地舒緩疼痛，使身心更加放鬆。

大步行走的最佳時間是上午的9點至10點。一個人起床之後，雖然意識已經醒了，但身體的大部分機能還沒有完全復甦。而9點的時候差不多也都吃過了早餐，身體已經適應了外界的氣候和條件，所以這時候進行大步走鍛鍊是最佳的時間。

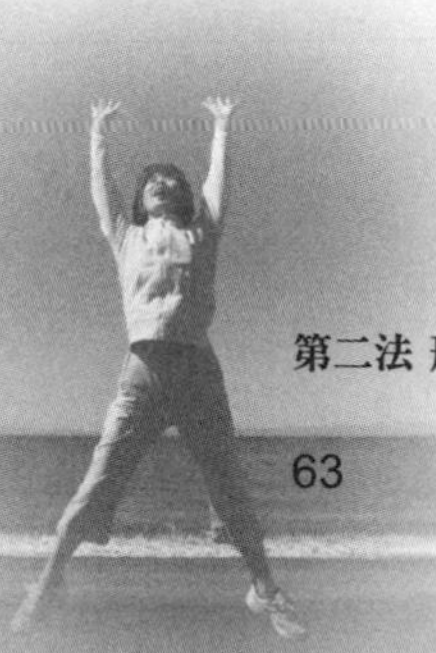

其次就是下午的3點至晚上10點，可以趁下班的時候或者是晚飯之後進行適當的大步行走鍛鍊。

在進行大步行走鍛鍊時，最好每天能持續半個小時左右，而且一口氣走完，這樣對身體的影響和健康才會達到最好的效果。

在大步行走的時候，一定要注意節奏。只有有節奏的行走才會對身體產生明顯的刺激作用，使心臟的跳動更加有力，血液和血管的功能也會隨著改變，提高紅血球的品質，使血管更加富有彈性，進而使心跳過緩、過快、不齊、間歇和供血不足等，得到有效地調節。

另外，跨大步伐地疾走更容易使體內的能量得到消耗，促進新陳代謝，對高血脂和糖尿病有很好的調節作用。除此之外，它還會使人體的淋巴系統、骨骼和肌肉產生更有益的改變，改善身體的健康狀況。

大步行走最關鍵的就是要確定步幅的大小，但這個步幅並不是一個固定的數值，它根據每個人的具體情況而千差萬別。一般來說，大步走的步幅要比自己平時的自然步幅大出10公分左右，具體可以按照下面的方法來確定：

走之前在自己的鞋底上沾上少量的水，然後在溼的腳印上做好標記，並測出準確的數值。然後在這個數值上再增加10公分，做好標記，按照最後的這個數值來進行訓練，慢慢尋找步幅的感覺。

確定好步幅的大小之後，還要注意關鍵的動作：

①邁開腿的時候要適當地向前伸，同時應該是前腳的腳跟先著地，然後再過渡到前腳掌。

②後腿要增加蹬地的力量，後蹬的時候，慢慢體會腳趾蹬地的動作。

③注意雙臂的擺動。雙臂不僅可以維持身體的平衡，還能調節步幅，因此在擺動的時候就應該手心朝下，同時兩臂伸直，擺動的頻率也不要太快。

在進行大步行走的時候，應該為自己設定一定的距離。走的時候也不要太快，一定要講究邁步的品質，只有邁得穩當，動作連貫，才能達到鍛鍊的目的。

大步行走要因人而異

在大步行走的時候，人體的能量消耗會增大，全身的血流量也會增大。步行鍛鍊最重要的是循序漸進和長久地堅持，具體的情況又因人而異：

剛開始鍛鍊的人走的時候應該放慢速度，並且能走多久就走多久，但不要低於15分鐘。在兩週後可以適當地增加一點時間，一個月後再用中速進行練習。

身體狀況好點的人可以用中速進行練習，每次不要低於半小時，一個月後可以適當地增加到40分鐘或者1小時。同時，最好是選擇在下午3點和晚上9點之間來鍛鍊。

血脂異常的人也可以用中速鍛鍊，可以在下午3點到晚上9點之間，最好固定一個時間，每次不要低於半小時，一個月後適當地增加到40分鐘或者1小時。

糖尿病患者可以採用中速或者是慢速，每次不低於半個小時，但不要在早晨進行鍛鍊。一個月後可以增加到40～60分鐘，在這期間可以對自己的血糖進行檢測。

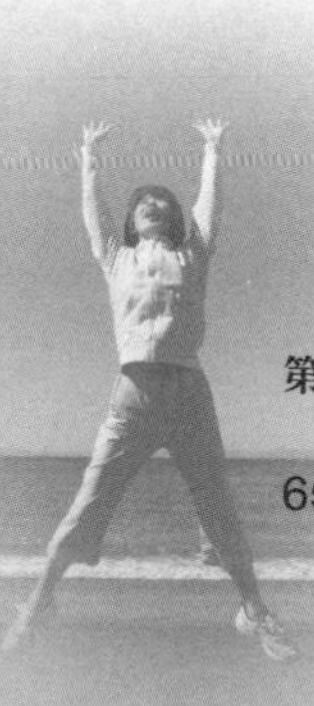

高血壓患者、血壓不穩的人早晨鍛鍊也要慎重，最好是先活動一下身體再大步走，每次應該不低於1,000步，速度也要放慢。一個月後，可以適當地增加訓練量，在這期間也要對自己的血壓進行定期的檢測。

肝臟功能異常的人，除此之外每週還要進行1～2次腿部的練習，比如爬山、爬樓梯等，通常要進行1小時左右。

美國總統布希：
「清雜念、潤氣色、減肥肉」的跑步經

貴族小檔案

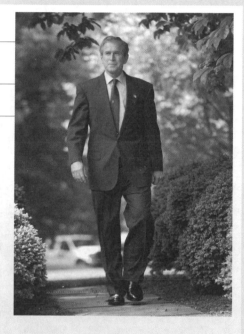

姓　　名：喬治．沃克．布希

性　　別：男

生卒年月：西元1946年7月6日～至今。

出 生 地：美國康乃狄克州。

生平簡介：成長於德克薩斯州的米德蘭和休士頓，其父為美國第51屆總統喬治．布希。

畢業於耶魯大學並獲學士學位，1978年獲哈佛商學院工商管理碩士學位，曾在德克薩斯州國民警衛隊空軍任飛行員。

1975年，小布希在米德蘭創建了一家石油和天然氣勘探公司，並在該公司工作至1986年。

1989年他與人合夥購買了德克薩斯流浪者棒球隊，任球隊總經理。1994年11月8日小布希當選為德克薩斯州州長，1998年11月再次當選德州州長。

小布希在2000年11月的美國總統選舉中，戰勝民主黨總統候選人高爾，當選美國第54屆總統，並於2001年1月20日宣誓就職，正式入主白宮。

養生妙語：跑步讓我戒掉了抽菸、喝酒的壞習慣。跑步的確是鍛鍊人的好辦法。

小布希養生的最大祕訣就是跑步，他的跑步生涯開始於1972年，在接受《跑步愛好者》雜誌的訪問時，他說：「那時，我還很年輕，但體型開始發胖，出於虛榮心，我在朋友的帶領下，開始練習跑步。時間一久，我發現跑步讓我戒掉了抽菸、喝酒的壞習慣。跑步的確是鍛鍊人的好辦法。」

2003年8月8日，正是伊拉克戰事結束百日的時候，小布希召集政府的要員在德州的克勞福德農場開會，討論伊拉克的局勢。當時的德克薩斯正是烈日炎炎，但布希卻沒有邀請大家去有空調的別墅，而是換上了運動鞋，穿上便服讓大家和他一起去跑步，還說「和我一起跑步，就會變得像我一樣結實」，並稱之為「華氏100度長跑俱樂部」。

在這些政府要員裡，包括了特工、海軍陸戰隊隊員、白宮工作人員等，布希準備好之後，就滿懷熱情地發出口令：「好！起步！」然後，他第一個衝出了起跑線。這個農場的跑道有4.8公里，布希規定，只要是一口氣跑完全程的人，就可以成為「華氏100度長跑俱樂部」的會員，同時還可以得到一件灰色T恤衫。

當布希到達終點的時候，其他人都遠遠地落在後

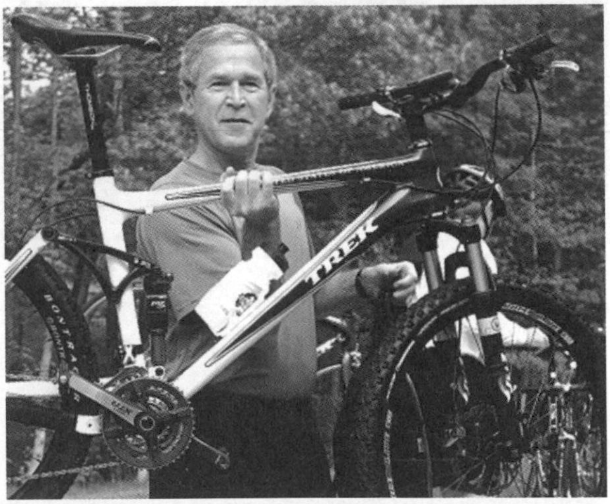

布希因膝蓋受傷而被迫放棄熱愛的跑步運動，此後騎越野車成為他最喜愛的運動。

面。一位白宮的工作人員就說：「沒有一個人能夠跟得上他。」布希每分鐘的跑速能夠達到230公尺，一般情況下他總是跑在最前面。

因為平時的工作太繁忙，布希只好利用所有空閒來跑步。

2004年3月，他在訪問墨西哥的旅途中，就曾經在空軍一號會議室裡的一台跑步機上跑了起來。不論布希走到哪裡，酒店都會在套房裡為他準備一台跑步機。他在出訪英國的時候，女王伊莉莎白二世還為他在白金漢宮配備了一台自行車健身器。小布希是走到哪裡就跑到哪裡，最豪華酒店的總統套房裡，大衛營的林間小道上，白宮頂樓的健身房內，都留下了他跑步的身影。

有一次，小布希連續在跑步機上跑了26分鐘，這期間他的心跳最高達到了每分鐘178次，這個數字在所有的同年齡男子中，他可以排在前面的2%。長期的跑步還使他的體重減了下來，從2000年參加總統競選時的194磅，減到了189磅。此外，他體內的脂肪含量也從先前的19.94%下降到了14.5%。

小布希說：「從政和跑步拼的都是毅力。」他幾乎每天都要跑至少3英里。1992年，他的父親在總統大選中敗給了柯林頓，隨後他就報名參加了休斯頓舉辦的馬拉松比賽。他的用意顯然是想透過這樣的比賽來鍛鍊自己的意志，最後他以3小時44分鐘的成績跑完了全程。在不久以後，他也跑到了政治舞台的最前面。

小布希每週的鍛鍊日程表是這樣安排的：每週必須跑步4～5天，舉重至少兩次。其中週四要進行長跑，週日通常進行快速跑訓練，其他的時間則進行慢跑和器材練習。

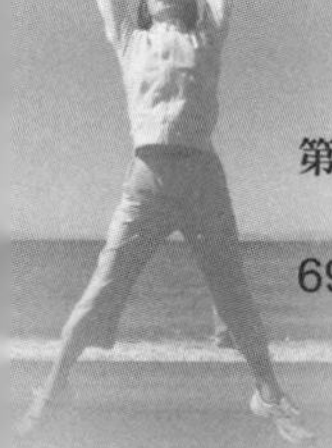

這樣養生好處多

跑步鍛鍊是最常見的一種鍛鍊身體的方式，它不需要特殊的場地、服裝和器材，不管是在運動場還是公路上，或者田野、鄉間小道，都可以隨時進行跑步鍛鍊。

早在2500多年前，人們在古希臘艾拉多斯的山岩上刻下了三句名言：如果你想強壯，跑步吧！如果你想健美，跑步吧！如果你想聰明，跑步吧！

的確如此，跑步鍛鍊對身體的健康是十分有益的，具體可分為以下幾方面：

①跑步是一種全身的運動。在跑步的過程中，全身的肌肉都會有規律的收縮和張弛，進而增加肌肉纖維和蛋白質的含量，使肌肉更加發達。

②跑步可以改善人體的血液循環，為骨細胞增加營養物質的供應，進而提高骨細胞的生長能力。尤其是對於老年人，由於新陳代謝減弱，肌肉就會逐漸萎縮，骨骼也出現了退行性的改變，引起各種骨骼和關節疾病，長期的跑步鍛鍊就可以使新陳代謝的能力加強，進而延緩骨骼的退行性改變，預防骨骼和關節疾病的發生，達到延緩衰老的目的。

③跑步可以增強心臟的功能。長期的跑步會使心肌更加強壯有力，增加蛋白和肌紅蛋白的含量，而心臟是全身血液供應的總樞紐，心臟的健康直接影響到身體的健康。一般人心臟的容血量為765～785毫升，長期鍛鍊的人則可達到1,015～1,027毫升。同時，鍛鍊還會使心臟的跳動變慢，減輕心臟的負擔，另一方面，也會增強心臟的承受力。

④跑步可以增強肺的功能。人在跑步的過程中會吸入更多的氧氣，排出更多的二氧化碳，進而使肺活量增大，呼吸肌更加發達。長期鍛鍊的人肺活量會增加1～2升，最大吸氧量也會比正常

人要高出33～60%。

⑤跑步還可以增強腸胃的蠕動能力，增多消化液的分泌，進而提高人體消化和吸收的能力。這樣就增加了食慾，達到強壯體質的作用。

⑥跑步可以增強神經系統的功能。長期的跑步鍛鍊對調整人體內部的平衡、調節不良情緒和振作精神有著積極的促進作用，對消除腦力勞動帶來的疲勞也有很好的作用。

⑦跑步還有助於控制體重，促進新陳代謝。肥胖是患病的危險因素，而活動少又是引起肥胖的重要原因。跑步鍛鍊在促進新陳代謝的同時，還會消耗掉大量的能量，減少體內脂肪的囤積，達到減肥的作用。

⑧跑步還可以磨練人的意志和毅力，增強自己的耐心和韌性，以提高對環境的適應能力。長期跑步的人，身體的靈敏度會增強，而疲勞感也消除得更快更徹底。

這樣跑步最健身

雖然跑步的益處人人皆知，但在實際的鍛鍊中，如果不能良好地掌握到跑步的技術要求，以及合理地來分配自己的體力，也就不能體會到跑步帶來的快樂，達不到鍛鍊的目的。因此，在進行跑步鍛鍊時應注意一些技術要領，以達到強身健體的目的，具體如下：

①跑步動作要正確，起跑以後雙肩要稍微向上提，同時兩臂彎曲成90度，要隨著跑步時的節奏自然地擺動，幅度不要太大，但要上下彈動。在跑步過程中大腿前抬要高，這樣就會使後蹬的力

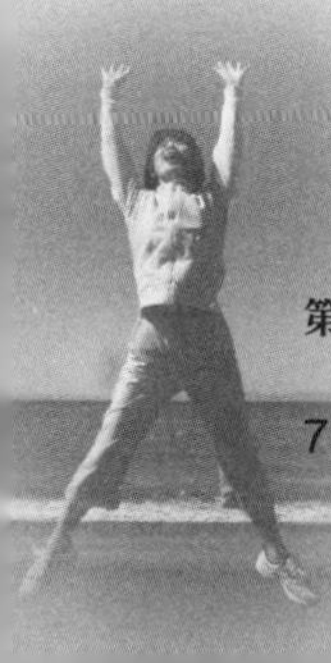

度充分，使腹部肌肉處於緊實的狀態。同時，腳尖要朝向正前方，後蹬有力，落地輕柔。

②在腳著地的時候，要採取全腳掌落地，然後再過渡到前掌蹬地的方式。這樣就會使腿的後部肌肉放鬆，跑起來也更為省力。

③在跑步的時候腹肌要適度的收緊，同時注意提氣，這樣腹部的壓力就會增大，使肚子不至於下垂或者突出。

④呼吸的方式要正確。在跑步的時候，人體對氧氣的需求不斷地增加，一般情況下，可以兩步或三步一吸，起伏不要太大，並且盡量用鼻呼吸和口鼻混合呼吸。冬天跑步的時候，可以用舌頭抵住上顎，這樣就避免了因為直接吸入冷空氣而對氣管和支氣管造成刺激。

中華民國總統馬英九：
少睡覺多鍛鍊

貴族小檔案

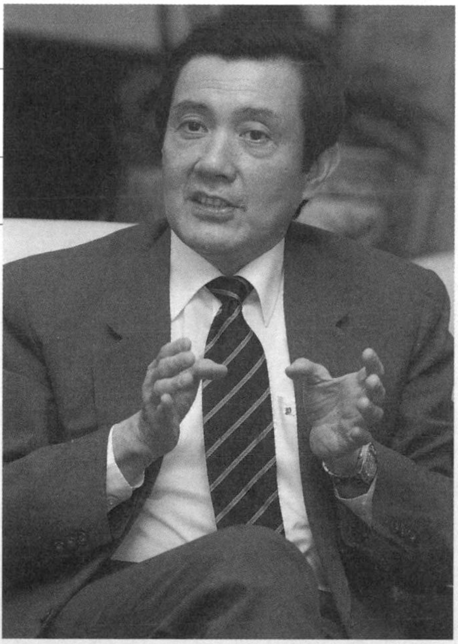

姓　　名：馬英九

性　　別：男

生卒年月：西元1950年7月13日～至今。

出 生 地：香港。

生平簡介：1952年移居臺灣，1967年加入中國國民黨。在臺灣大學法律系畢業後赴美留學，先後獲美國紐約大學法學碩士、哈佛大學法學博士學位。

1981年任美國馬里蘭大學法學院研究顧問，美國波士頓第一銀行法律顧問，美國紐約華爾街柯爾迪茲律師事務所實習律師，之後回臺灣擔任總統府第一局副局長，兼政治大學法律研究所副教授。

1998年12月當選臺北市市長，2002年12月連任。2003年當選為國民黨副主席。2005年當選為國民黨主席，同年8月正式就任。

2008年3月22日，總統大選中國國民黨籍候選人馬英九最終獲勝。

養生法則：游泳、跑步、伏地挺身。

在一次雙十節的慶典上，三軍儀仗隊的隊員因為體力不支而昏倒了，馬英九對此就表示出了強烈的不滿。不久，國軍就調整了體能檢測的標準，規定男性跑完3,000公尺的時候，必須在14分鐘之內；2分鐘的仰臥起坐滿分是80個，及格是43個；2分鐘的伏地挺身，滿分71個，及格51個，並且每半年就要檢測一次。

對於這一標準，許多官兵都表示了抱怨，但馬英九卻還嫌不夠嚴格。據悉，馬英九跑完3,000公尺的最快紀錄是11分鐘46秒，伏地挺身最高紀錄可以連續做120個，這也難怪他對軍隊的要求如此嚴格了。馬英九的這一紀錄連很多年輕人都自嘆弗如，他總是開玩笑地說他們：「身材比年齡發展得還快！」

有一次，馬英九乘坐飛機去美國。在飛機上閒著沒事做，他就在走道上做起了伏地挺身，結果正好被臺灣的名嘴趙少康遇上。對如此喜歡運動的人，趙少康還是頭一次碰到。馬英九說他喜歡出汗，要是哪天行程輕鬆能去運動運動的話，他前一晚肯定會很興奮。「運動完再洗個澡，那種感覺簡直太好了！」

除了伏地挺身之外，馬英九最喜歡的運動就是跑步和游泳。2008年大選的時候，馬英九和兩萬多名市民聚集在日月潭旁，準備參加泳渡日月潭的活動。馬英九也要挑戰3,000公尺長的日月潭，最後他選擇了自由式，不到一個小時就游完了全程。

在擔任法務部長的職務期間，他每天早上都一個人去街上晨跑。很多人都擔心他會因為辦案而遭到別人的襲擊，但是他的父親馬鶴凌卻對他說：「文天祥只活了39年，你已經比他多活5年了。」此言一出，很多人都大受感動，於是就有不少人趁著馬英九跑步的時候，向他伸冤告狀、陳情檢舉。此外，馬英九還舉辦過「全市減重100噸贅肉」的活動，自己也參加了摩天樓爬樓梯登高活動，和大大小小數百次的長跑比賽，這其中也包括馬拉松比賽。由此，馬英九被選為臺北市健康形象的代言人，甚至大導演史蒂芬．史匹柏還邀請他為自己的影片《SPIRIT》配音。

2008年，在參選總統期間，馬英九展開了「青春鐵馬向前行」的運動。在10天的時間裡，他騎著單車環島狂奔了670多公里，途中經過了70個鄉鎮。在接下來的下鄉活動中，他也是一會兒跑到水裡摸魚，一會兒爬到樹上摘梨。

正是因為自己的健康形象，馬英九贏得了很多年輕人和婦女的選票，成功地當選總統。此後，只要馬英九一舉辦晨跑活動，就會立刻吸引大量的「粉絲」前去，許多人都表示能和他一起跑步是他們的願望。

這樣養生好處多

游泳是一種很好的健身方式，尤其是在夏天。古語說「夏練三伏」，但在夏天真正堅持運動的人卻很少，而游泳則是一個例外。在炎炎的夏日裡，就算不會游泳

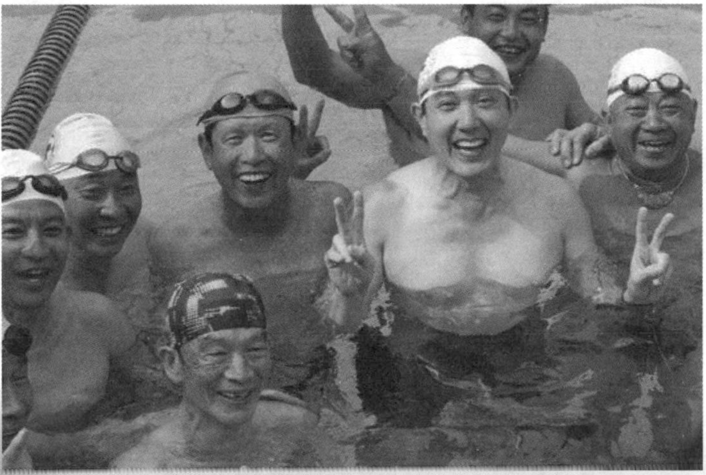

游泳是馬英九先生最青睞的一項運動。

的人也嚮往著能泡在泳池裡。這是因為游泳有很好的消暑作用，一般狀況下水的散熱能力是空氣的16倍，假如我們體內的熱量在空氣中散發需要16分鐘的話，在水中只需要1分鐘就可以了。

游泳的好處很多，對防治頸、腰椎疾病也有很好的效果。在水中的時候，由於水所具有的浮力作用，就使身體的脊柱由直立的狀態變為水準，這就大大地減輕了脊柱的負擔，使頸、腰椎間盤內的壓力得到降低，並且水的摩擦作用也能對肌肉、皮膚和脊柱達到很好的按摩。

人體的五臟六腑和筋脈皮骨等是一個統一協調的整體，游泳的時候四肢在水中不停地運動，由於水的壓力和阻力，不僅對心臟和心肌進行了鍛鍊，也維持了心血管系統、內分泌系統、中樞神經系統、消化系統和呼吸系統的正常運行。

此外，不同的泳姿也可以達到對身體不同部位的鍛鍊，每種泳姿的側重點都不一樣，比如：蛙式主要鍛鍊腿部的力量；仰式鍛鍊背部的力量，使背部的肌肉得到舒展；蝶式鍛鍊胸部的力量，尤其是胸大肌、背擴肌和腹直肌；自由式鍛鍊臀部的力量，也能提高肩部肌肉的力量。因此，我們在游泳的時候可以選擇自己喜歡的泳姿，著重加強對身體某一部位的練習。

在游泳，由於各種原因常常會使身體出現抽筋、頭痛等症狀，此時就要針對性地進行一些防護措施，比如出現以下情況時：

抽筋。

引發原因：心理緊張、水太涼或者在水裡待的時間過長。

應對措施：小腿抽筋時，深吸一口氣仰臥在水面上，將足趾扳住小腿用力地向前蹬，使肌肉得到鬆弛；腳趾抽筋時立刻將腿彎起，將足趾用力地拉開扳直；手指抽筋時握成拳頭，再用力地張開，如此反覆。

頭痛

引發原因：嗆水、身體寒冷或是慢性鼻炎和暫時性腦血管痙攣引起的供血不足。

應對措施：迅速上岸，用雙手的拇指在百會穴、太陽穴和列缺穴上按揉片刻，再用熱毛巾敷頭，之後喝一杯熱開水即可。

惡性嘔吐

引發原因：髒水進入鼻子。

應對措施：迅速上岸後，用手指按壓中脘穴和內關穴。

皮膚發癢

引發原因：皮膚過敏。

應對措施：服用抗過敏藥。

耳鳴耳痛

引發原因：耳朵進水。

應對措施：將頭歪向進水的一側，用手指拉住耳垂然後跳躍幾下；用手心將進水的耳朵堵住壓

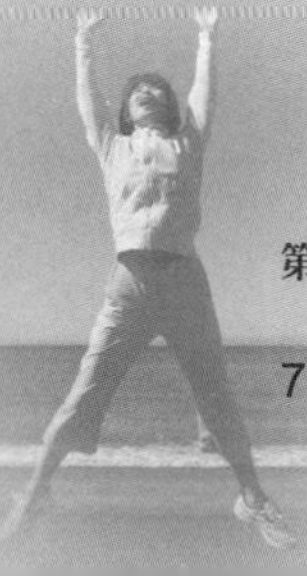

緊，然後迅速將手拿開，用吸力把水吸出來；用消毒的棉花棒將水吸出。

腹脹腹痛

引發原因：飯後或者空腹游泳。

應對措施：迅速上岸後仰臥，用拇指尖點壓中院穴、上院穴或足三里，同時用熱毛巾敷住腹部。

頭暈腦脹

引發原因：在水中待的時間過長。

應對措施：迅速上岸休息，注意保溫，並飲用適量的淡糖水或鹽水。

睛癢痛

引發原因：泳池中的水不夠潔淨。

應對措施：用清潔的生理食鹽水對眼睛進行沖洗，再點上一點眼藥水，睡之前用毛巾熱敷一下即可。

游泳既是對身體的鍛鍊，也是對毅力的磨練，還能陶冶情操。但只有持之以恆才能達到健身的目的，當我們一旦進入水裡，不管生活中有多少煩惱，也要拋卻腦後，盡情地享受游泳帶來的樂趣，這樣才會使我們精力充沛、情緒高漲。

游泳須謹慎

中老年人游泳時一定要有人陪伴，在入水前先做好熱身活動，使身體的各個器官有所準備；身上有汗的時候應該擦乾之後再下水，下水前也要先瞭解水的深淺和有無障礙物，不要猛然跳入；游泳時也要量力而為，不要在水中待太長時間，尤其是初學游泳的中老年人，開始時以15～20分鐘左右為宜，之後再逐漸地增加時間。

此外，某些疾病患者是不宜進行游泳的，比如：

中耳炎患者：游泳時一旦有水進入耳朵，就會使病情加重，還可能導致顱內感染。

高血壓患者：游泳可能會誘發中風。

急性眼結膜炎患者：該種病毒在水中的時候傳染速度會加快，危及他人。

過敏性皮膚病患者：不僅會加重病情，還可能誘發蕁麻疹和接觸性皮炎。

先天性心臟病、風溼性瓣膜病、嚴重冠心病、較嚴重心律不整等患者也不宜游泳，否則會對身體造成傷害。

在游泳之後也要注意衛生，可以用清水沖洗一遍身體，或者用乾淨的毛巾將身體擦乾，然後再活動活動肢體，可以做一些放鬆體操，也可以在陽光下小憩一會兒，以免肌肉出現僵硬和疲勞。

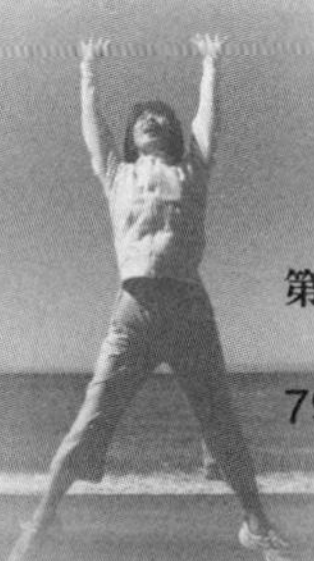

臺灣科技首富郭台銘：
健身常做伏地挺身

貴族小檔案

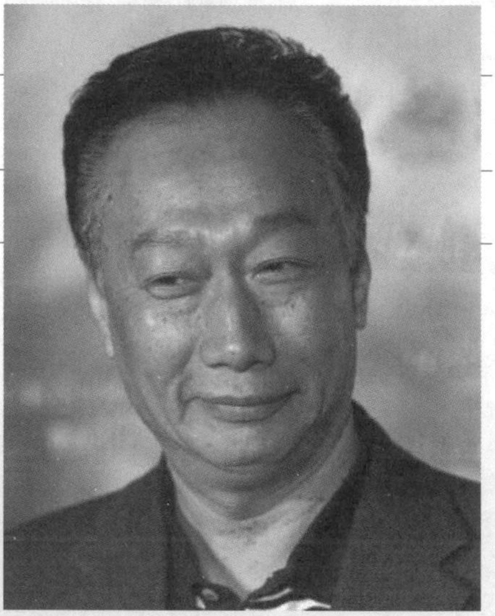

姓　　名：郭台銘

性　　別：男

生卒年月：西元1950年10月8日出生～至今。

出 生 地：臺灣。

生平簡介：郭台銘16歲時進入中國海事專科學校就讀，1971年畢業後進入復興航空公司工作。

1973年成立鴻海塑膠企業有限公司，主要生產黑白電視機的旋鈕。

1985美國分公司成立，創立富士康自有品牌。

2001美國《福布斯》全球億萬富翁排行榜上，郭台銘位列第198名。2002年被美國《商業週刊》評選為「亞洲之星」。

如今的鴻海，主要為世界上最知名的電腦品牌蘋果、戴爾、英代爾等廠商生產精密配件，繼續保持著「連接器王國」的穩定地位。

養生法則：伏地挺身。

郭台銘是一個不折不扣的工作狂，他總是第一個上班，最後一個下班，每天都要工作16個小時，加班到三更半夜更是家常便飯。他還配備了一輛帶自行車鈴的高爾夫球車，一有空就開著它在龍華園裡巡視，檢查生產線的運行情況，或者是幫助工人一起維修設備。

此外，郭台銘對身體的鍛鍊也非常重視，他經常騎著腳踏車健身，做伏地挺身也是他的拿手運動。在2008年7月26日和曾馨瑩的婚禮上，郭台銘更是大秀了一把，一口氣連做了30個伏地挺身。

當晚參加郭台銘和曾馨瑩婚禮的都是各界名流，包括臺北市長郝龍斌、連戰、張清芳夫婦、蔡康永、費玉清、林熙蕾和蔡琴等，氣氛十分熱烈。郭台銘請來的證婚人連戰心情也是大好，站在臺上一張嘴就口若懸河地講了起來，充分發揮自己的幽默細胞，害得郭台銘和曾馨瑩在台下一站就是二十分鐘。

婚禮的高潮出現在最後階段，當蔡琴演唱完《月亮代表我的心》之後，大家談到了「中老年人結婚高潮都在後面」的話題，郭台銘為了證明自己身體依然強壯，當場一連做了30個伏地挺身，贏得了滿場的掌聲，為這場婚禮畫上了圓滿的句號。

58歲的年齡能做到這樣，由此可見郭台銘平時肯定常常鍛鍊，良好的身體狀況也使得他仍能在商場上不停地奔波。

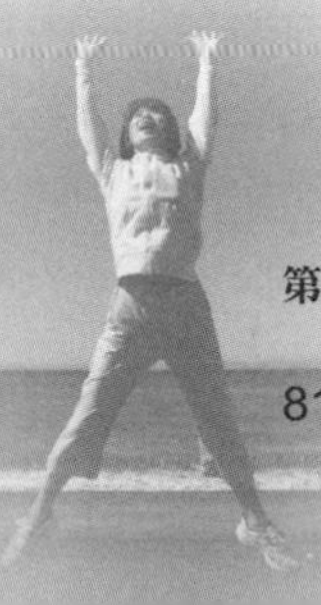

這樣養生好處多

對大多數人來說，伏地挺身是一項既簡便又有效的健身方法，它的做法就是人俯撐在地上或者墊子上，用腳前掌支地，把身體繃直，以手臂的力量來屈伸肘關節，帶動身體一起一伏。伏地挺身的關鍵就是要始終保持身體繃直，在身體下落的時候，除了雙手和腳掌支地外，其他的部位都不能觸地。

伏地挺身能增強上肢、肩和胸大肌的力量，還對心血管系統有較大的促進作用。青少年經常練習的話，可以增大胸大肌和三角肌的體積，形成上寬下窄的健美體形。少女經常練習也有助於乳房的發育和胸部的健美。中年人經常練習，也會使上肢的力量得到保持，就算是老年人，也能煥發青春活力。

練習伏地挺身要循序漸進，剛開始的時候可以對著牆壁練習。雙腳分開與肩距保持同寬，同時在距離牆壁一臂遠的地方站立，將兩個手掌撐在牆壁上，做肘關節的屈伸運動。一段時間之後，可以增加腳與牆壁之間的距離，或者是從牆壁轉移到桌面、凳子、小凳子上，逐步地縮小人體和地面之間的角度，使難度慢慢地增大，直到身體與地面平衡。

頭高腳低的時候，練習伏地挺身會相對容易很多，而反過來使頭低腳高，就會加大伏地挺身的難度，這是因為此時身體的全部力量都集中在了上半身上。

此外，伏地挺身對鍛鍊腹部、背部和胸部的肌肉也有很好的作用，不同的姿勢還能達到不同的健身效果，具體如下：

①雙手距離不同鍛鍊效果不同。當雙手的距離略寬或者略小於肩距的時候，伏地挺身的難度就會相對地提高。略寬的做法對鍛鍊臂力和肩部肌肉的力量更有效，略小的做法則對鍛鍊胸部和背

部的肌肉更有效。

②手掌變化難度增加。做伏地挺身時，手掌的變化也有多種，比如全掌撐、拳撐和指撐。從方向上還有指尖向前、向內和向外三種。這其中指撐所需要的力量是最大的，難度也是最高。做伏地挺身時腳的姿勢也有所不同，一般可分為併攏和開立兩種，同時還可以用腳背或者腳弓來撐地。

③頭腳高度不一樣，難度也不同。在做伏地挺身時，採取頭高腳低的姿勢難度較小，適合初學者和力量不大的人。而頭低腳高的姿勢則適合身體狀況比較好的人，當手和腳處在同一個水平面上的時候，適合一般鍛鍊人群。

另外，在做伏地挺身的時候，要注意頻率的變化，可以採用快慢結合的方法，先快速的做幾次，再將速度降下來慢做幾次。這種快慢結合的頻率變化，會對肌肉的生長產生更好的刺激作用，也不容易產生疲勞感。

練習伏地挺身是一個循序漸進的過程，應該由易到難，逐漸地增加難度。在練習之前要充分地活動上肢，以免肌肉太過僵硬。同時，在練習中也可以摸索更適合自己的方式，合理地來控制運動負荷。

伏地挺身的多種姿勢任你選

夾肩式：雙手的距離比肩部略窄，並且以雙拳支撐，拳眼向前。這種方式主要是鍛鍊臂力，對增加手腕的力量和拳的硬度有很好的作用。在練習的時候，支撐的地面應該先軟後硬，同時手腕要繃緊，避免扭傷。

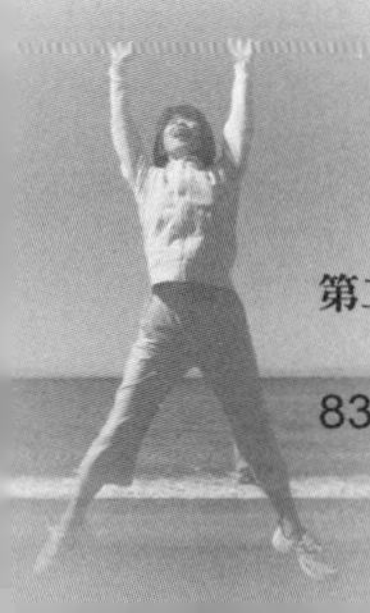

鐵牛耕地式：雙手撐地，與肩同寬，手與雙腳要平行。頭要向斜前方頂，前腳掌和雙手、頸、腰同時用力，然後腰下塌貼近地面。最後臀部上翹，腰部再次下塌，整個身體向後拉，動作便完成了。這樣方式主要是針對頸部來練習的，也可以增強背肌、手腕和腳踝的力量。

手指功法：以十指為支撐點，隨著力量的增加，著地的手指可以依次減少，其他動作與基本的伏地挺身相同。這種方式練習的是指力，可以增強手部的握力、抓力和合力。如果手指的力量不能支撐身體的話，可以先對著牆壁練習，如做普通伏地挺身一般，逐步增加難度和力量。

鯉魚臥蓮式：身體側臥，以單拳或者單掌斜撐地面，雙腳要交叉著斜撐。屈臂下撐的時候，腰部要用力，同時頭和腰向後仰，最後恢復原式，反覆練習。這種方式鍛鍊的是三角肌、上臂和腰部、腹部的力量。

倒立式：身體依附在牆面上，採取倒立的姿勢，雙手要與肩同寬，做屈臂下按的動作。這種方式鍛鍊的是頸部和腹部的力量，在練習時一定要掌握好身體的平衡。

負重練習：動作與夾肩式相同，此外要在背部放上重物，比如啞鈴片。熟練後也可以逐漸增加重物的重量。

單手練習：以單掌或者單拳撐地，動作與夾肩式相同，練習的時候雙手要交替著撐地。這種方式主要鍛鍊單臂的力量。當力量不夠的時候，可以先在斜面上練習，再逐漸抬高腳部的支撐點。

在練習伏地挺身時，不管是採取哪種姿勢，都要注意保持身體的平衡，使動作協調，只有這樣肌肉的負重才會均勻，達到最佳的鍛鍊效果。

世界首富比爾．蓋茲：
運動讓我充滿活力

貴族小檔案

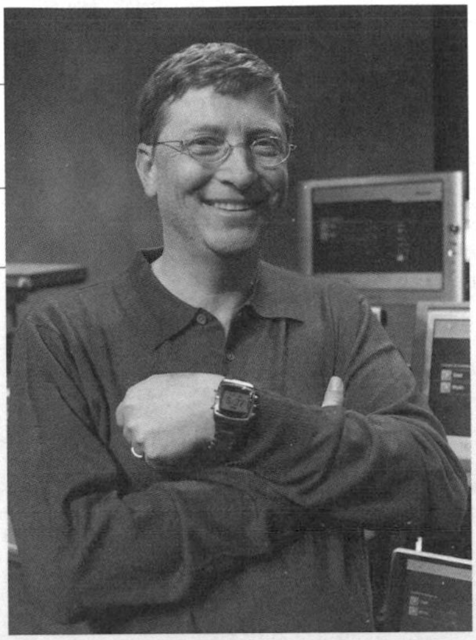

姓　　名：威廉．亨利．比爾．蓋茲三世爵士

性　　別：男

生卒年月：西元1955年10月28日～至今。

出 生 地：美國華盛頓州西雅圖。

生平簡介：1973年蓋茲考進哈佛大學，1975年和好友Paul Allen創建微軟公司。

1998年，微軟推出了Windows 98，受到廣泛的歡迎，從此鞏固了自己電腦軟體業的霸主地位。

1999年，蓋茲撰寫了《未來時速》一書，向人們展示了電腦技術是如何以嶄新的方式來解決商業問題的。《未來時速》被《紐約時報》、《今日美國》、《華爾街日報》和亞馬遜網路書店（Amazon.com）列為暢銷書。

2000年，蓋茲任命他的好友史蒂夫．巴爾默為微軟首席執行長，自己則為「首席軟體設計師」。

2005年，蓋茲被英國伊莉莎白二世女王授予英帝國爵級司令勳章。

2006年3月10日，2006年美國福布斯「全球富豪榜」揭曉，比爾．蓋茲連續第12年成為世界最富有人士，他的淨資產由465億美元增至500億美元。

2006年6月15日，蓋茲宣布2008年7月將隱退，屆時將辭去首席軟體設計師一職，並不再參與微軟的管理事務。

養生法則：網球、溜冰、圍棋。

比爾．蓋茲，微軟公司創始人之一、前微軟公司主席兼首席軟體架構師，39歲便成為世界首富，並連續13年登上福布斯榜首的位置。

這位震撼全球的美國商人、億萬首富，今年才不過五十來歲，看起來平易近人，經常帶著迷人的微笑，一副精力旺盛的樣子。讓人很難將這麼一個神采奕奕的人跟世界首富聯想在一起，但事實的確如此。

比爾．蓋茲之所以看起來精力充沛，是因為他在發展事業的同時特別注重養生，他的養生方法也逐漸引起人們的興趣。

從小比爾．蓋茲就非常喜歡戶外運動，他最擅長的就是打網球和溜冰。蓋茲的姐姐是當地著名的女子網球冠軍，為了幫助弟弟，她親自教授蓋茲各種技巧，在姐姐的指導下，蓋茲終於成為了一個出色的網球手。後來由於工作繁忙，蓋茲已經很少有機會去球場上打球，為了既能運動同時又不浪費寶貴的時間，他漸漸地就養成了一種習慣，用握球拍的手胡亂寫一些沒有意義的字詞，來協調腕部的肌肉，甚至在開會的時候也是如此。

2001年的時候，比爾．蓋茲還曾經與網壇名將山普拉斯、阿格西等在美國的西雅圖進行了一場慈善網球賽。同時出場的還有女金剛娜拉提洛娃、前美網冠軍庫里埃、阿格西的姐姐等名人。一個是有球王之稱、13個大滿貫單打冠軍得主，另一個也是贏得了7個大滿貫的職業球員，比爾．蓋茲能和這樣的高手一同打球，足見他對網球運動的喜愛。

這場比賽主要是為乳癌基金和癌症研究基金募捐籌款，因此比賽過程並沒有像循環賽中打的那樣激烈。山普拉斯和阿格西等網壇名將，再加上大名鼎鼎的比爾．蓋茲等，共同給現場的觀眾奉獻了一場別開生面的網球比賽。

除了網球之外，比爾．蓋茲最喜歡的運動就是溜冰了。在他30歲生日的慶祝會上，他隨心所欲地在溜冰場裡來回穿行，並隨著音樂的節奏不斷地做出各種高難度的動作，連那些微軟公司的員工看到他這樣的表現，也忍不住驚嘆不已。

此外，蓋茲對跳舞也是情有獨鍾。一位和他交往了很多年的女證券分析師說：「蓋茲喜歡跳舞，他的腳只要一踏進舞池，整個人就會陶醉了。」

這樣養生好處多

網球運動被稱為「高雅運動」，近些年來越來越受到人們的喜愛。網球是一項有氧和無氧交替的運動，對人體健康十分有益，具體如下：

①健美體型。看起來網球是用手打的，實際上打網球時需要下半身用力，尤其對腰部和小腿有很好的塑型效果。尤其適合健美瘦身的女性來打，運動強度並不大，但瘦身效果非常好。

②提升氣質。這個看看網壇美女莎拉波娃、庫妮可娃等就知道了，網球被稱為球場上的芭蕾，在運動的過程中很講究美感和韻律感，所以女性可選擇網球健身，不會讓妳費多大的力，卻一樣可以培養出動作的節奏感和身體的協調能力，對氣質、風韻、美感等都有很好的提升作用。

③培養毅力和精神。這就是運動的魅力，所有的運動都能塑造人的性格，但網球更能培養人積極

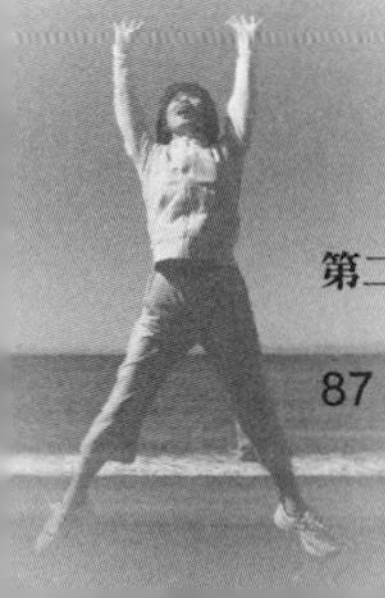

主動的態度以及堅韌的毅力和不屈不撓的精神。網球有重量，且彈性好，因此球速也往往較快，在這個過程中就要鍛鍊反應能力和不屈不撓地接球精神。

④愉悅身心。在球來球往的過程中，無時無刻都要集中精力將心思放在小小的球上，因此會將壓力、痛苦等不良情緒統統拋在腦後，並在運動過程中產生讓人愉快的物質，進而調整身心，讓人心情愉悅。

儘管網球有諸多好處，但要注意網球場上雖然不太容易出現什麼重大的意外事故，但像拉傷、扭傷或身體某個部位的疲痛還是很常見的，因此，網球愛好者應該學習一些對付這些事故的應急措施：

①警惕水泡。由於球拍的長柄太硬、太滑，或者握拍太緊、太鬆，以及鞋底太硬，鞋墊不合適，或是平時鍛鍊不夠等，常會使拇指關節的內側、掌際和拍柄後部接觸的部位和前腳掌生

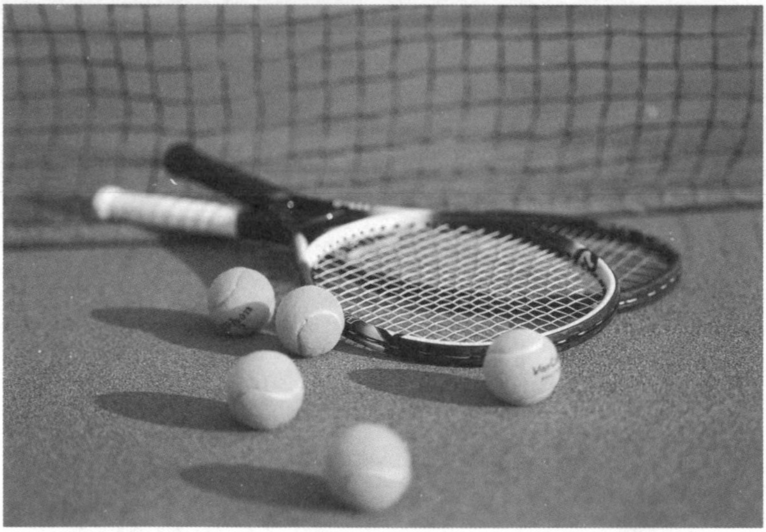

網球被稱為世界第二大球類運動，萌芽於法國，誕生在英國，在美國開始普及並形成高潮，現在盛行全世界。

出水泡。這時候不要忍痛把表皮撕掉，應該進行安全、衛生地處理，拍柄最好也纏上一層柔軟的吸汗帶，鞋子的選擇也要舒服合腳。

②防止抽筋。因為連續的運動或者疲勞，肌肉也會出現抽筋的狀況，即「肌肉痙攣」。當出現這種情況時，通常只需要以相反的方向牽引抽筋的肌肉即可使疼痛得到舒緩。在牽引的時候用力不能太猛，應該均勻、緩慢，以免造成再次拉傷。此外也可以對抽筋的肌肉進行按摩等。抽筋主要是由於抗體不足，或對外界環境不能立即適應而引起的，所以在運動前就要做好充足的準備活動。此外，如果身體疲勞或是飢餓的話，就不要進行太劇烈的運動，鍛鍊之後也要注意對身體的放鬆和恢復。

③注意拉傷。肌肉拉傷主要是由於強烈的收縮或過度的拉長造成的損傷、撕裂或者斷裂，動作過猛、不協調，以及外界的環境的氣溫過低和溼度較大，場地和器材品質不好等，也會引起肌肉拉傷。輕微的肌肉拉傷通常用針灸療法就可以痊癒，而肌纖維部分斷裂的人就要先用冰敷、加壓包紮，然後把患處置於輕鬆處來減輕疼痛，兩天後再開始按摩。肌腱完全斷裂者，則要即時加壓包紮，將患肢固定後立即送到醫院治療。

④小心扭傷。扭傷屬於突發性的事故，比如急停或奮力奔跑等，腳踝、膝和腰部是很容易扭傷的部位。對容易發生扭傷的部位，在運動前要包紮綳帶進行固定，在平時也要加強相對部位的肌肉力量，以此來預防扭傷。

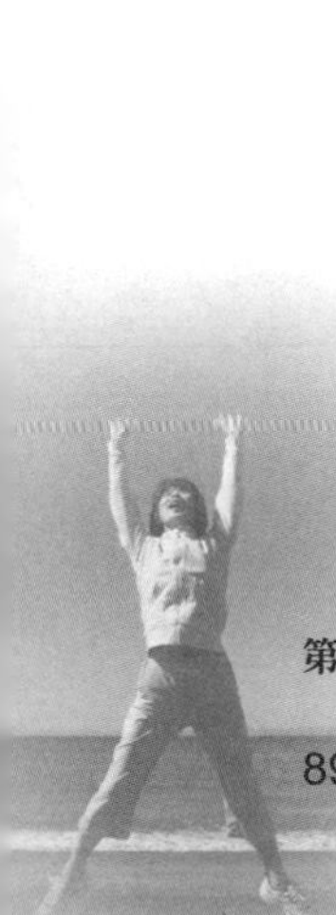

網球初學者的注意事項

初打網球時應準備一些最基本的「行頭」：一支稱手的球拍很重要，在挑選時最好選擇重量輕、性能好、震動係數小的碳素拍子；服裝宜選擇乾淨整齊、透氣性好，以白色、線條簡單為佳，男性可選擇短的運動衣褲，女性可穿連衣短裙；另外由於運動過程中容易出汗，還應準備一條吸汗性好的純綿毛巾；一雙舒適的網球鞋也很重要，過硬、過軟都容易影響跑動速度或造成運動損傷。

熱身運動必須要認真做，不做熱身就直接運動的方式不可取，很容易造成肌肉拉傷。網球運動屬於全身運動，最好認真做10～15分鐘的伸展操運動以後再開始打球。

網球是屬於技術要求較高的運動，也是容易受傷的運動，掌握標準的動作對初學者尤為重要。如果在揮拍過程中，動作不標準，不僅會影響以後網球水準的提高，還容易患上網球肘。因此，初學者最好在專業老師的指導下練習。

運動結束後，可洗個熱水澡來消減一下疲勞。隨後不妨適當補充點巧克力、香蕉、喝點咖啡等食物來補充一下能量，如果是炎夏則需要適當喝點淡鹽水。另外，經常打網球的人平時可多食用一些豆類製品、新鮮蔬果以及海帶等鹼性食物，對消除疲勞、補充體能等都有很好的效果。

摩納哥國王阿爾貝二世：
滑雪運動保精力

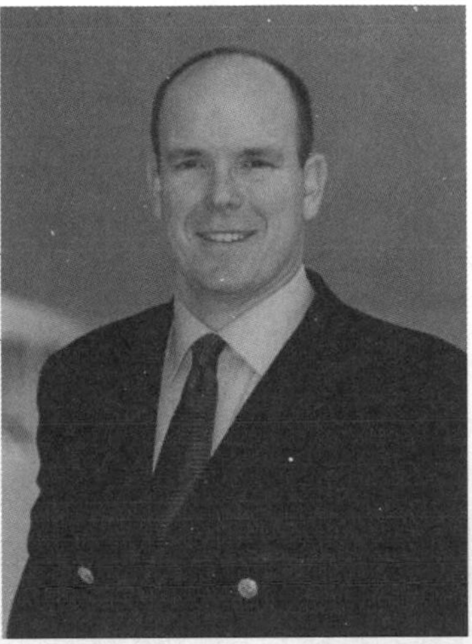

貴族小檔案

姓　　名： 阿爾貝．亞歷山大．路易．皮埃爾．格里馬爾迪

性　　別： 男

生卒年月： 西元1958年3月14日～至今。

出 生 地： 摩納哥。

生平簡介： 阿爾貝二世的父親是摩納哥的親王蘭尼埃三世，母親則是美國好萊塢的著名演員、奧斯卡獎得主葛莉絲．凱莉。

他早年在美國和愛爾蘭求學，先後獲得了美國安默斯特大學的政治學學士學位和愛爾蘭梅努斯教皇大學的名譽哲學博士學位。

1983年，阿爾貝任摩納哥游泳聯合會的主席，次年任遊艇俱樂部主席和田徑委員會副主席，1996年他還是亞特蘭大奧運會協調委員會的委員。

1994年，阿爾貝開始擔任摩納哥奧會的主席。他精通多國語言，經常出國訪問，人們把他稱為摩納哥的「首席大使」。

2005年4月6日，他的父親蘭尼埃親王在醫院病逝，同年阿爾貝成為摩納哥的新君主。

此外，阿爾貝二世還是慈善組織孤兒國際的顧問。

養生法則： 滑雪、旅遊、游泳、擊劍和橄欖球。

阿爾貝二世性格內向，對運動卻十分熱愛，擊劍、橄欖球和足球都是他的拿手運動。他還曾經夢想著能夠成為一名職業的足球運動員，如今在足球場上還常常能夠看到他的身影。此外，他最熱愛的活動就是滑雪和旅遊。他5次代表摩納哥參加奧運會的雪橇比賽，5次獲得冬奧會的高山滑雪金牌。

阿爾貝繼承了母親漂亮的相貌，長得英俊瀟灑，極具個人魅力，再加上對體育運動的熱愛，使自己得到了眾多女性的追捧，被她們稱為「頭號鑽石王老五」。他的夫人也是體壇名人，南非的泳壇美女沙琳．威特斯托克。

2006年，阿爾貝還坐著狗拉雪橇來到了北極點。他和另外7個人從俄羅斯的一個考察站出發，經過了4天的行程，駕著雪橇行進了100多公里。沿途還發現了很多驚險的狀況，比如腳下的冰塊突然斷裂，能見度低和天氣的突然變化等，有2名成員還一不小心掉進了斷裂的冰水裡，幸好沒有造成太大的傷害。

在到達北極點之後，阿爾貝二世親自升起了摩納哥的國旗和國際奧林匹克委員會的

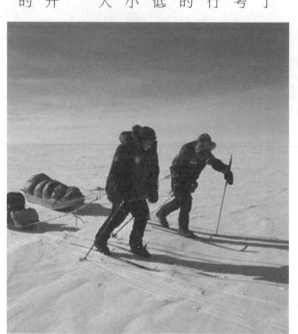

摩納哥國王阿爾貝特造訪南極。

旗幟，他此行的目的不僅是為了向人們提醒全球暖化造成的影響，也是為了向他的祖先阿爾貝一世表達敬意。阿爾貝一世是一名海洋學家，曾經到過挪威的斯匹次貝根島。當阿爾貝二世在這個島嶼考察時，就產生了遠征北極的念頭。

如今的阿爾貝在繁忙之餘仍然活躍在運動場上，這也造就了他健康充滿活力的身體，成了他保持充沛精力的最大祕訣。

這樣養生好處多

滑雪運動不僅刺激、浪漫，對身體也是一種很好的鍛鍊方式。當我們在滑雪板上高速行進，做出跳躍和滑降等動作時，就會對身體器官產生良性的刺激，進而達到健身的目的。具體來說，滑雪對人體的好處主要表現在以下幾個方面：

首先，提高身體的平衡能力和協調能力。滑雪最重要的就是要把握好身體的平衡，只有在重心不斷切換的過程中找到平衡點，才能做出優雅漂亮的動作。身體的協調則能幫助平衡，只有身體的各個部位充分協調才能在快速滑行中達到平衡的效果。

其次，提高身體的柔韌性。滑雪在享受速度的同時，也是對柔韌性的一種鍛鍊。它是全身的運動，想做出漂亮的動作就需要全身所有的關節相互配合，對頭、頸、手、肘、臂、腕、肩、腰、腿、膝、踝等部位都能達到鍛鍊作用。

最後，增強心肺的功能。滑雪是一種比較激烈的運動，和跑步一樣，對心肺功能是很好的鍛

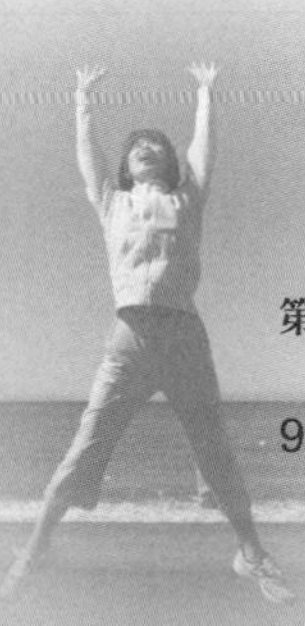

鍊。同時寒冷的天氣也能加強心血管的收縮功能。此外，滑雪還能達到減肥的作用，滑雪一小時身體所消耗的熱量就相當於跑步10公里，能夠有效地消除體內多餘的脂肪。

滑雪雖然刺激，但也很容易發生意外情況，所以有些問題就需要特別注意：

在滑雪之前一定要事先弄清楚雪道的狀況，因為滑雪是種高速運動，看著很遠的距離一眨眼的時間就到了眼前，如果不是對雪道特別清楚的話，就很容易出現意外；瞭解索道的開放時間，假如沒有工作人員看守的話不要乘坐，一旦索道停止而被吊在空中，可能會被凍傷；雪道的選擇也要謹慎，一定要根據自己的切身情況，不要貿然行事，過高地估計自己的狀況，最好是有一名教練在旁邊指導，循序漸進地來練習。

在滑雪的時候如果器材出現問題，或是對前方的路況不明的話，要停下來檢查，千萬不能冒險；如果是和同伴一起滑雪，相互之間也要拉開一定的距離，千萬不能互相追趕急速滑降，否則很容易摔倒或是相撞；休息的時候要停在雪道旁邊，不要停在陡坡下面，以免和從上面滑下來的人發生撞擊；滑雪的時候如果摔倒的話，要立即將重心降低，同時身體向後坐倒，屈身將四肢抬起，千萬不能胡亂掙扎，以免造成翻滾。另外，滑雪時也不要戴隱形眼鏡，一旦掉落的話就很難找到了。

和其他的運動一樣，滑雪時如果運動姿勢不正確的話，也可能對身體造成一定的傷害，比如擅自進行一些不符合標準的動作或是危險動作，就可能導致膝關節和踝關節的損傷。因此，初學者一定要在教練的指導下，用正確的姿勢來滑雪。

在滑雪的時候，滑雪鏡是必不可少的裝備。因為雪地上的陽光反射更加強烈，滑行中風力對眼睛的刺激也會加大，而滑雪鏡可以減少強光和強風對眼睛的傷害。滑雪鏡應該選擇質地比較好且有防霧功能的，以保持視野的清晰，摔倒時也不會傷害臉部，近視的人配戴的滑雪鏡要能夠將近視眼鏡全部罩住，並且鏡框也要稍厚。

滑雪時由於強烈紫外線的反射和冷風的刺激，很可能對皮膚造成傷害，所以在滑雪之前一定要塗抹一些防曬霜和防曬唇膏，通常每間隔2個小時就要重新在暴露的皮膚上塗抹一次。

此外，以下幾類人群是不適合滑雪運動的：鼻炎、耳炎、扁桃腺炎和上頜竇炎等耳鼻喉科慢性病症患者；膀胱炎、慢性腎盂腎炎或者其他泌尿系統和生殖系統炎症的患者；氣喘性支氣管炎或支氣管氣喘以及流感剛痊癒的人群。

滑雪意外巧應對

在滑雪的時候常常會出現一些意外情況，以下幾種狀況是比較常見的，下面也針對這些介紹一點應對的措施：

凍傷

引發原因：滑雪場的氣溫較低，通常都是在0℃或者0℃以下，長時間待在這樣的環境裡就會使鼻子、耳朵、臉頰等發生凍傷。

出現症狀：皮膚蒼白、脈搏緩慢、身體麻木。

應對措施：凍傷後首先要注意保暖，將潮溼的衣物換下來，也可以補充一點甜飲料。但是不要強

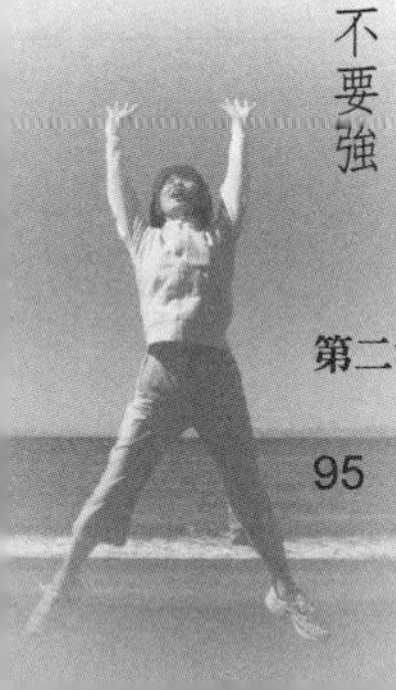

行做動作，或者不停地揉搓來提高體溫，也不要貿然喝酒，如果情況嚴重的話要即時送到醫院去治療。

眼盲、眼傷

引發原因：雪地的強烈反光，摔倒後造成的傷害。

出現症狀：眼睛發癢、疼痛，目光發紅，怕光，易流淚。

應對措施：檢查是否有異物進入眼睛，沒有異物的話用眼藥水或者清水沖洗眼睛，再用棉紗敷住眼睛休息，通常一週左右就可痊癒。

擦傷、淤血

引發原因：皮膚表皮受到刮傷出血，血液從血管中滲出後進入皮膚和黏膜之中，在皮膚下面形成沉澱，出現淤血。

出現症狀：淤血塊、腫脹。

應對措施：擦傷的皮膚要用消毒紗布止血後，再對傷口進行清洗，然後塗抹消炎軟膏或是紫藥水；淤血的地方可以用冰塊敷住，通常一週的時間就會慢慢消失了。

耳部傷害

引發原因：摔角對耳朵造成的衝撞引起的傷害。

出現症狀：耳廓紅腫、耳內有液體流出。

應對措施：普通的外傷可以用硼砂消毒後將傷口包紮，耳內流出液體的話要即時地送到醫院去治療。

肌肉損傷

引發原因：用力不當、外力撞擊。

出現症狀：肌肉痙攣、拉傷或者斷裂。

應對措施：一般的肌肉損傷可以用冰敷來消腫，疼痛減輕後進行適當的活動，再輔以熱敷和按摩。嚴重的斷裂要即時到醫院去治療。

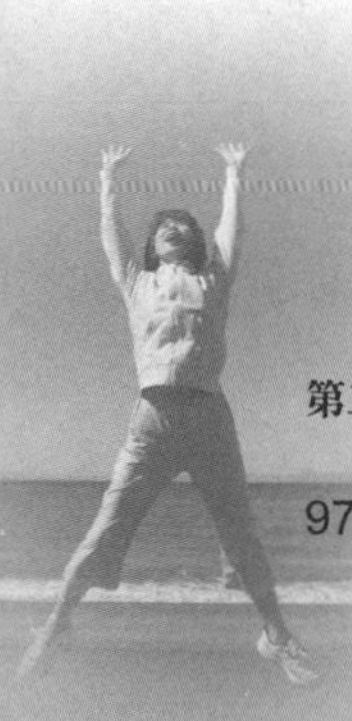

第三法

氣養

——健康需善養浩然之氣

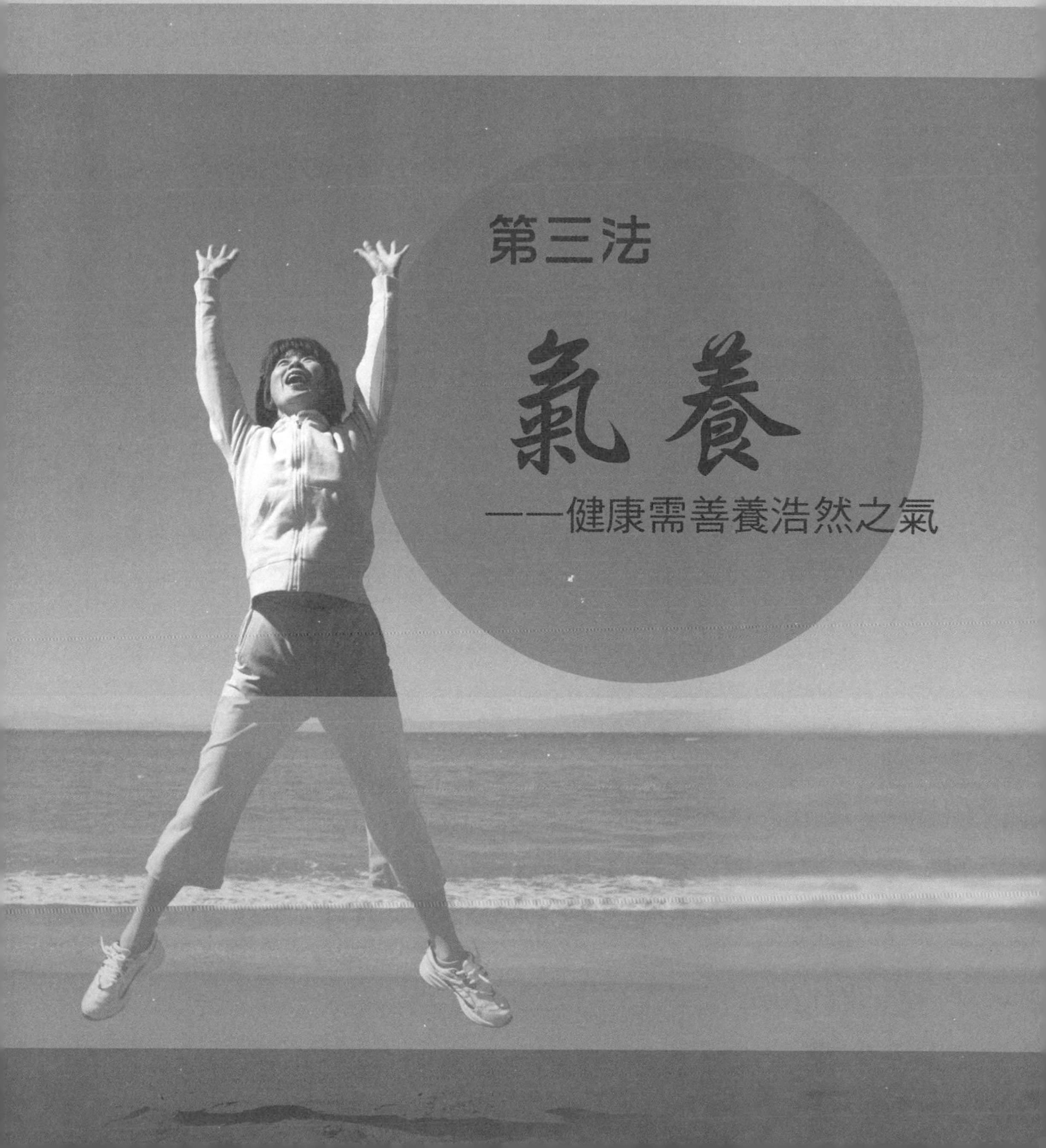

東坡居士蘇軾：
用靜坐來養生

貴族小檔案

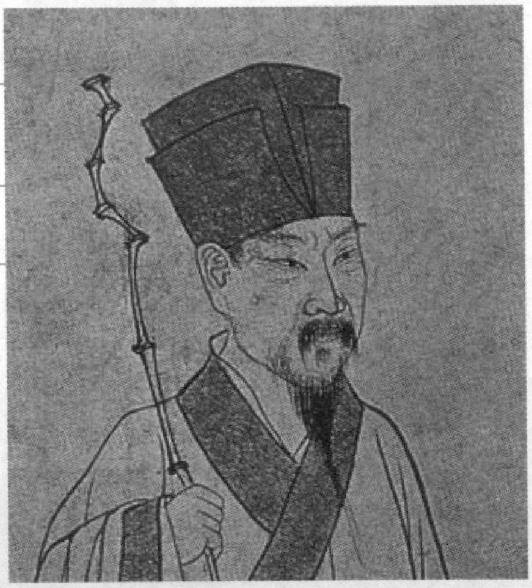

姓　　名：蘇軾

性　　別：男

生卒年月：西元1037年～1101年。

出 生 地：眉州（今四川眉山）。

生平簡介：蘇軾，字子瞻，又字和仲，號「東坡居士」，是北宋著名文學家、書畫家、散文家、詩人、詞人，豪放派詞人代表。

蘇軾與他的父親蘇洵、弟弟蘇轍均以文學聞名於世，世稱「三蘇」。蘇軾在書法方面成就極大，與黃庭堅、米芾、蔡襄並稱「宋四家」。作品有《東坡七集》和《東坡樂府》等。

嘉祐二年與弟蘇轍同登進士，後來因為與王安石政見不合，反對推行新法，自請外任，為杭州通判。後又因「烏台詩案」被捕下獄，出獄後被降職為黃州團練副。哲宗即位後蘇軾以禮部郎中被召還朝，但不久又被外調，後卒於常州，諡號文忠，享年66歲。

養生妙語：人之壽夭在元氣……是以善養生者，慎起居，節飲食，導引關節，吐故納新，不得已而用藥，則擇其品之上，性之良，可以服而無害者，則五臟和平而壽命長。

蘇東坡是宋朝著名的大文豪，在詩詞、散文、書法、繪畫和音樂、佛道諸方面都有很高的成就。除此之外，他還是一位養生學家。

在《上皇帝書》中，蘇東坡詳細地闡述了他的養生觀：「人之壽夭在元氣……是以善養生者，慎起居，節飲食，導引關節，吐故納新，不得已而用藥，則擇其品之上，性之良，可以服而無害者，則五臟和平而壽命長。」他認為養生的關鍵在於元氣的培養，使五臟六腑的功能更加強健和協調。因此，他用旅遊、散步和搬磚等方法來健身，但堅持最久並且最有效果的還是他的靜坐調息法。

具體的做法是：選擇一個安靜的地方，端身正坐；全身保持放鬆的狀態，兩眼微微下垂，似閉非閉；舌頭在嘴裡上下左右地攪動幾次，呼出濁氣，再吸進清氣，持續十五遍之後，將口中的津液吞下；叩齒，用舌尖抵住上顎，專心默數呼吸的次數；放鬆手腳，慢慢起身。

靜坐的時間越長效果也就越好，長期堅持對身體健康十分有益。此種方法既簡單又有效，練功者要全神貫注地默數自己的呼吸次數，進而進入入靜的狀態，使身體得到放鬆，讓機體得到充分的休息，對身體機能進行自我調節，達到防病、除病的目的。

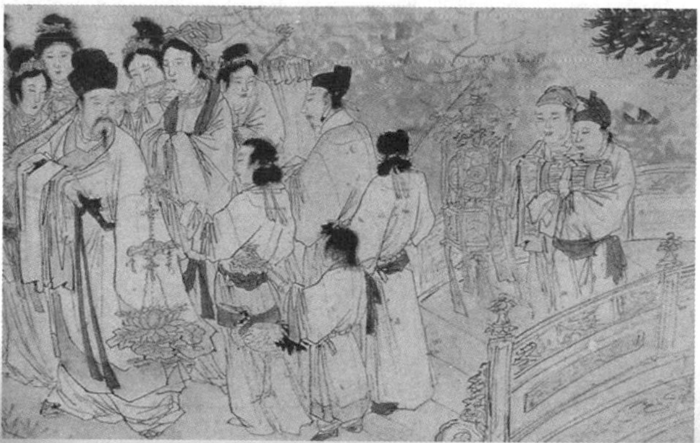

《蘇軾回翰林院圖》，作者是明朝張路。

蘇東坡在坎坷淒苦的官宦仕途中活到66歲，正是因為他幾十年來長期堅持靜坐的修養方法，才起到了養生保健的效果。

這樣養生好處多

靜坐，又叫做靜心或冥想，它注重對呼吸的控制，能夠改變腦波的活動模式，對一些慢性疾病有很好的治療作用。具體來說，靜坐對人體的影響主要表現在以下幾個方面：

靜坐可以減少人體能量的消耗。

人在睡覺的時候，能量的消耗比平時會降低16%，但在靜坐時卻可以降低34%。靜坐可以調節人體的溫度，在冬天感覺手腳冰冷時，靜坐半小時左右就會覺得全身發熱，而在夏季也能使身體變得清涼。人在睡覺時，大腦也會進行一些活動，而靜坐則會使身體得到全面的休息，讓大腦完全地處於放鬆狀態。靜坐的時候體內的新陳代謝會降低，進而也會降低心跳的速度，血壓也會隨著下降。靜坐還可以清除血管中的乳酸鹽和醇類物質，降低心血管疾病的發病率，對哮喘等慢性呼吸系統疾病也有明顯的治療作用。

靜坐可穩定情緒。

靜坐對人的心理產生的影響很大，能減少憤怒、恐懼、鬱悶和自卑等負面情緒，進而使情緒更加穩定，樹立良好的自我形象。靜坐常常會帶給人意想不到的驚喜，比如許多的作家、藝術家和創業者等都會透過靜坐的方式，來得到一些靈感和創意。

靜坐還能提高人的靈性。

《黃帝內經》中說：「恬淡虛無，其氣從之；精神記憶體，病安從來？」靜坐時要求必須全神貫注，這就讓人更容易達到心神合一的境界，消除所有的自我矛盾，讓我們變得更加富有愛心，提升我們的感悟與思想。

初學靜坐的人，剛開始練習時會感覺兩腿麻痺疲痛，內心的雜念也無法清除。此時不必擔心，堅持一段時間之後疲痛就會自然消失，胡思亂想的念頭也可以得到很好的控制。如果兩腿麻木確實無法忍受的話，可以將雙腿上下交換，或是將其伸直幾分鐘，等麻木的感覺消失之後再重新靜坐。

儒家說：「知止而後有定，定而後能靜；靜而後能安，安而後能慮，慮而後能得。」佛家也說：「由戒生定，由定發慧。」靜坐的時間久了以後，身體就會出現相對的變化，比如全身流汗、體重增加或者減少等，腹部也會感覺更加充實。

堅持數月之後，人的呼吸也會變得細微而慢長。我們正常人的呼吸，男士每分鐘在16~18次左右，女士在19次左右，而練習靜坐的人就有可能減少到7、8次或者是3、4次，甚至是達到1、2次的程度，進而大大地改善呼吸系統的功能。

靜坐有兩種方法，分為佛家和道家。

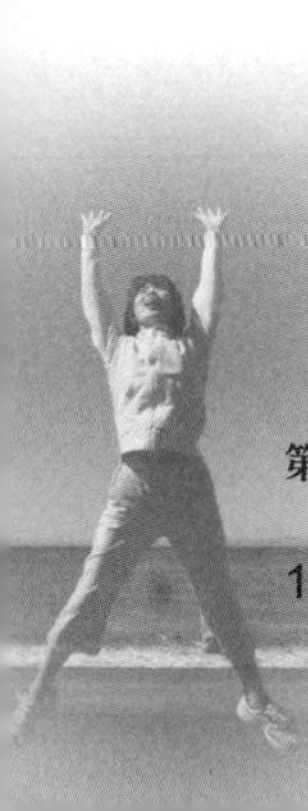

佛家講究雙腿盤坐，又可分為兩種姿勢，將右腳放在左腳的上面，再將左腳放在右腳的上面叫做如意吉祥坐；將左腳放在右腳的上面，再將右腳放在左腳的上面叫做不動金剛坐。在採用這兩種姿勢的時候，身體一定要保持自然端正，這樣才不至於使身體搖擺不定。

道家的靜坐是用單腿，也分為兩種姿勢，將左腿放在右腿的上面，右腿呈自然姿勢叫做如意坐，將右腿放在左腿的上面，左腿呈自然姿勢叫做金剛坐。在採用道家的方法靜坐時，因為左右的兩個膝蓋會落空，所以身體就很容易出現傾斜的現象，需要多加練習才能掌握。

以上這兩種方法對初學者來說會有一定的難度，如果實在不容易做到的話，也可以採用儒家的坐法，即將兩個小腿交叉於兩股的下面，也叫做交叉架坐。

教你如何靜坐

靜坐講究松、靜、守、息，松就是將全身都放鬆下來，靜即是排除內心的雜念，然後意守丹田，調和氣息，逐漸進入入靜的狀態。

在靜坐之前，一定要放下心中的雜念，動作要安詳從容。可以先將身體搖晃幾次，使各部分血液的流通更加順暢，然後再對全身進行按摩，浴面。靜坐前切勿發脾氣，否則容易引發肝火，難以入定。而靜坐後由於氣息仍然在細脈之中運行，此時情緒不好的話就可能導致血液突然的沸騰，使人煩躁不安，胸部有脹堵的感覺。

在靜坐時，要選擇一個清淨的地方，每天靜坐兩次。開始的時候可以坐10分鐘，慢慢地增加到20分鐘或者半小時。靜坐的最佳時刻是上午排便之後和下午沐浴之後，這樣上午靜坐可以補充元氣，下午則可以加速血液的運行。

靜坐的時候，雙手要上下互相重疊，手心朝上，五指微微張開，拇指指端輕輕地靠在一起，男性左手在上，女性右手在上，然後將雙手放在丹田上。身體狀況好的人兩手掌之間的距離可以分開一寸左右，十指輕輕相接，也可以懸肘做抱球式，置於胸或小腹前。身體比較虛弱，尤其是血壓較低和患有心臟病的人，可以將雙手的虎口相交，男性採用左手握右手的姿勢，女性用右手握住左手，然後呈半拳狀，拳心朝向下丹田的位置。

靜坐過程中，口腔裡會產生一些唾液，氣功中叫做「金津玉液」，含有豐富的營養物質，因此等到唾液多時可以鼓漱幾次，然後再慢慢地吞下。

舌頭和心臟有著很密切的關係，靜坐時調整好舌部的位置不僅可以預防心臟的某些病變，也有益於集中注意力，幫助入靜。一般人可以將舌頭稍微上翹，用舌尖抵住上顎，俗稱「搭鵲橋」；患有心臟病的人可以將舌頭伸直，舌尖抵住下門牙的牙齦上；肥胖的人要將舌頭放在口腔中間，不要和口腔的上、下顎接觸；患有嚴重神經官能症、精神分裂或者脾氣暴躁的人，要將古頭用力地向下捲，朝後縮，同時舌尖抵住舌下的繫帶，不要和口腔上顎接觸。

靜坐是一個長期修練的過程，只要能夠堅持下來，就能對身體的機能進行調節，達到養生和保健的作用。

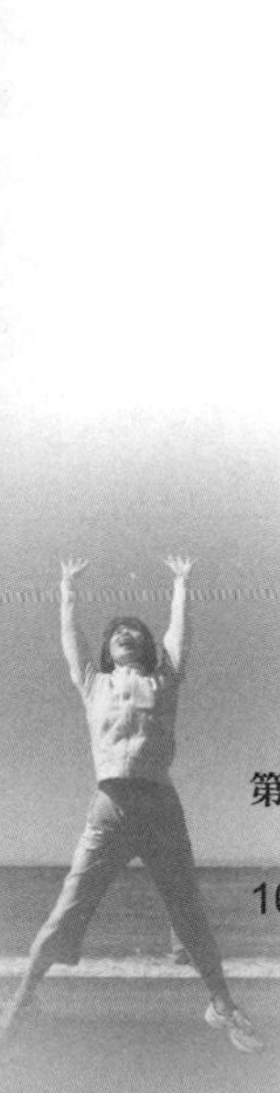

清朝皇帝乾隆：
「腹常旋、肛常提」養生法

貴族小檔案

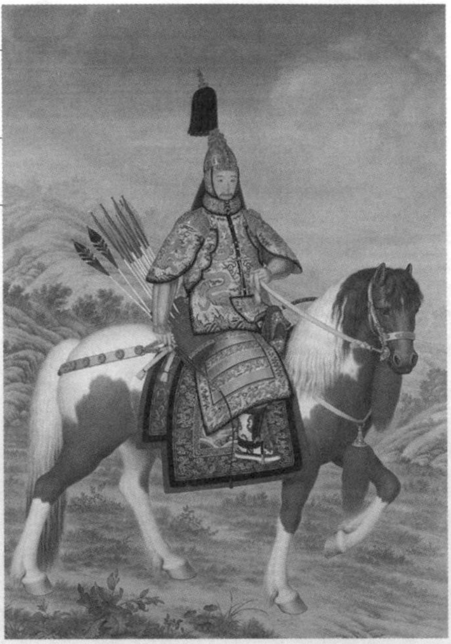

姓　　名：愛新覺羅弘曆

性　　別：男

生卒年月：西元1711年9月25日～1799年2月7日。

出 生 地：北京。

生平簡介：雍正皇帝第四子，清朝入關後的第四位皇帝。他是中國封建社會後期一位赫赫有名的皇帝，進一步完成了多民族國家的統一，使社會經濟文化得到了進一步的發展，形成了中國歷史上著名的「康乾盛世」。乾隆帝執政60年後，後來禪位給其子顒琰，但又以太上皇的身分進行了3年統治。他不僅是中國歷代帝王中壽命最長的皇帝，同時也是實際執政時間最久的皇帝。

乾隆儒雅風流，喜歡吟詩作賦，在書法上也頗有造詣，其詩作達四萬兩千餘首。乾隆帝最突出的文化成就是在全國範圍內徵集圖書，編纂巨帙《四庫全書》。但與此相悖的是他大興文字獄，焚毀中國歷史上許多重要文化典籍，使其「文治」黯然失色。

養生妙語：吐納肺腑，活動筋骨，十常四勿，適時進補。

乾隆是我國封建歷史上壽命最長的皇帝，他在位60年，活了89歲。中國古代共有230多個皇帝，但都是短命的多，長壽的很少，乾隆的一生卻經歷了康熙、雍正、乾隆和嘉慶四朝，享受了七代同堂的天倫之樂。關於長壽的祕訣，乾隆曾根據自己的切身體會，總結出了16個字：「吐納肺腑，活動筋骨，十常四勿，適時進補。」其中「十常」即是：齒常叩，津常嚥，耳常彈，鼻常揉，睛常轉，面常搓，足常摩，腹常運，肢常伸，肛常提。「四勿」則是：食勿言，臥勿語，飲勿醉，色勿迷。

乾隆自幼就練習騎射，直到80歲的時候還能去行圍狩獵。乾隆喜歡旅遊，他曾經六下江南，三上五臺山，很多的名山大川和古剎佛寺都留下了他的足跡，也流傳下來許多的風流韻事。乾隆認為遊歷不僅能夠鍛鍊身體，還能陶冶心境，對養生保健有很好的作用。此外，乾隆還喜歡讀書，善作詩文。據統計他的一生曾寫詩4萬多首，要遠遠地超過了陸游。乾隆對書法也非常地喜愛，旅遊時每到一處總要御筆提名，現在的西湖十景就是由他親自題寫的。這些愛好無疑都對他的強身養性有很好的幫助。

乾隆的日常生活也很有規律，每天按時起床，按時用膳，午後注意休息。在飲食上乾隆很少吃肉類，主要是以蔬

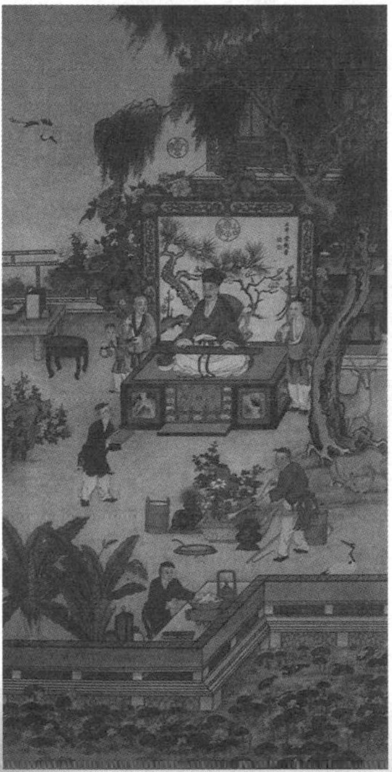

《乾隆皇帝論道圖》。

菜為主，然後再進行適度地進補，比如「松齡酒」、「龜齡集」等中草藥製成的藥酒是乾隆最喜歡的。

「腹常旋、肛常提」是乾隆最推崇的一種養生方法，它不僅做法簡單而且方便易學，很受乾隆的喜愛。他年近90依然神智清醒、活動自如，有時候還以太上皇的身分過問一下朝政，能擁有如此健康的體魄，和他的養生有道是密切相關的。

這樣養生好處多

「腹常旋、肛常提」是從我國古代流傳下來的一種很有效的保健方法，隋代的名醫巢元方的著作《諸病源候論》，唐朝孫思邈的《備急千金要方》，以及明朝李梴的《醫學入門》對這個方法都有很詳盡的介紹，它操作簡單，同時又平穩可靠，所以歷來受到養生家們的重視。乾隆皇帝也非常推崇這種方法，並將它歸納到自己的養生歌訣裡，每日勤練不已。

在傳統中醫裡面，腹部是任脈行經的路線，它的主要脈絡都集中在這裡，並且任脈有交流陰陽的作用，中醫認為它是「生養之本」，有「主胎胞」的功能。所以，「腹常旋」對人體的陰陽交會有很好的作用，對改善脾胃功能和人的生育、生長也有很大的幫助。

旋腹的操作也很簡單：取坐位，用左手壓住命門穴（即神闕穴），用右手圍繞著肚臍的周圍輕柔地按摩20次；換右手壓住命門穴，左手按摩20次即可。

我們人體的肚臍周圍，分佈著氣海穴、丹田穴、天樞穴、下脘穴等穴位，經常對這些穴位進行按摩，有調理脾胃和強身健體的作用，尤其對人體的生殖系統、神經系統、泌尿系統和消化系統十分有益，比如遺精、月經不調、尿閉、遺尿、腹痛和腹瀉等，也有很好的治療作用。其中丹田穴又是任脈的主要穴位，經常按摩對促進血氣的正常運行很有幫助。

在現代生活中，由於人們處於久坐或者長時間的站立的環境之中，肛門常常會出現水腫和淤血的狀況，進而引發靜脈的屈曲導致痔瘡形成。這樣就會減弱肛門括約肌的代謝能力，使肛門收縮無力，而括約肌的鬆弛又會導致肛門失禁和內痔脫出等，尤其是久坐活動少的人和中老年人更容易出現這種狀況。

其實早在古代，人們就發現了這個問題。比如古代的醫學家曾經提出「地門常閉」，太極拳中的「裹臀調襠」，八卦拳中的「緊襠收胯」，以及形意拳中的「提肛裹胯」和「穀道（即肛門）內提」等，都是一些對骨盆肌肉和臀腿部肌肉的鍛鍊，對保護肛門有很好的作用。

「肛常提」的做法就是在吸氣的時候用力地收縮肛門，將肛門盡量向上提起，而呼氣時則徹底放鬆。這種練習不受時間限制，也沒有身體姿勢的約束，每天做個幾次，每次20下左右，最好在提肛的時候能夠加以下蹲和起立等活動。

「肛常提」對便祕以及患有內痔、混合痔和脫肛的人特別有益，但在急性感染的時候不宜再進行鍛鍊，要等到炎症控制之後才能進行。此外，對預防和治療腸胃道疾病和泌尿生殖系統疾病，也有很顯著的效果。

「腹常旋、肛常提」依據的是中醫上的經絡學說，然後再用柔和的力量施之於人體，透過經絡的傳導而調節身體，進而達到防病、治病和養生保健的目的。因其操作簡單，所以在日常不妨

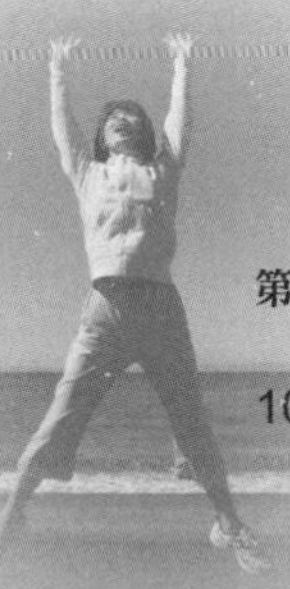

多加練習，以擁有一個更加健康的身體。

「十常」養生法

乾隆養生祕訣中的「十常四勿」，其中「十常」即是：齒常叩，津常嚥，耳常擇，鼻常揉，睛常轉，面常搓，足常摩，腹常運，肢常伸，肛常提。具體的做法如下：

叩齒：常叩齒有固齒的作用，還能促進牙周膜和牙齦腔的血液循環，改善牙齒的營養供應。練習的時候應該先叩大牙，再叩後牙，然後用舌頭抵住上顎在嘴裡攪動，等到唾液增多的時候鼓漱10次左右即可。

嚥津：明朝的古籍《紅爐點雪》中提道：「津既嚥下，在心化血，在肝明目，在脾養神，在肺助氣，在腎生精，自然百骸調暢，諸病不生。」因此，津液是寶貴的營養物質，用舌頭抵住上顎，等到唾液增多的時候嚥下即可。

彈耳：彈耳不僅能保護聽力，去除項後風池穴的邪氣，對腎的健康也十分有益。做的時候用兩手掩住耳朵，手指貼在腦袋後面，用食指壓住中指，然後再用食指彈打後腦部分即可。

揉鼻：揉鼻能夠疏通脈絡，通宣肺氣，增強肺和呼吸道的功能，對鼻炎等也有預防和治療的作用。用兩根手指按捏鼻樑左右，持續數十下即可。

轉睛：對增強目光的彈性，預防目光底部的血管硬化和防治老花眼大有益處。做的時候先將雙眼向左右各轉10餘次，然後緊緊閉上片刻再突然大瞪即可。

搓面：能夠促進臉部的血液循環，改善皮膚的彈性，也能增強新陳代謝。練習的時候閉上眼睛，將雙手搓熱後拂面數次，再用漱津塗臉即可。

摩足：人的腳上分佈著大量穴位，經常摩足能夠預防感冒，起到益精補腎的作用，還能為大腦提高能量，對高血壓和動脈硬化也有防治作用。做的時候兩手左右交叉，然後摩擦腳底的湧泉穴數十次即可。

伸肢：經常伸展肢體能引起全身肌肉的收縮，將淤積的血液送回心臟，達到改善血液循環的作用。練習時可用做一些健身體操，或者簡單的抬臂伸腿動作。

英王親封爵士邵逸夫：
童顏鶴髮全靠「辟穀功」

貴族小檔案

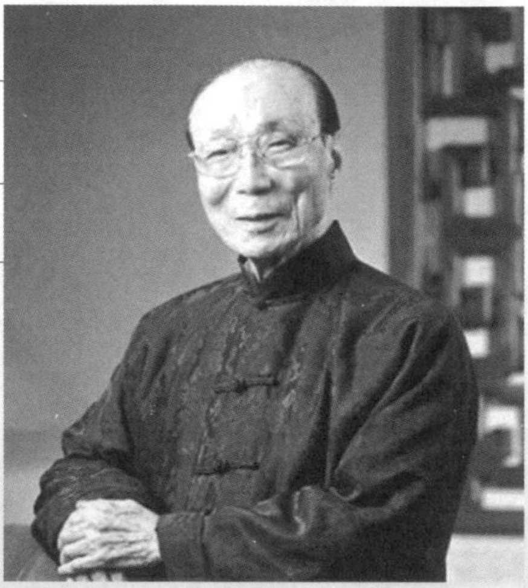

姓　　名：邵逸夫

性　　別：男

生卒年月：西元1907年10月4日～至今。

出 生 地：上海。

生平簡介：19歲中學畢業後，隨兄長邵仁枚到新加坡開拓電影市場，1925年，邵氏兄弟在上海成立「天一影片公司」，拍攝全中國首部有聲電影《白金龍》。

60年代後，邵氏公司長期稱霸香港市場，曾經拍攝過一千多部電影，獲得過金馬獎、金像獎等幾十項大獎。邵逸夫最早推行了電影明星制，比如蝴蝶、林黛、阮玲玉、李麗華、凌波、鄒玉懷、李翰祥、張徹……都是出自「邵氏」門下。其中《江山美人》、《貂蟬》、《傾國傾城》、《梁山伯與祝英台》、《大醉俠》、《獨臂刀》等影片更是享譽海外，引起了巨大的迴響，使無數觀眾為其傾倒。

1977年，英國女王冊封他為爵士，邵逸夫成為香港娛樂圈獲此殊榮的第一人。美國三藩市為表彰邵逸夫對該市的福利貢獻，還將每年的9月8日命名為「邵逸夫日」。

2002年11月15日，邵逸夫捐資創立的「邵逸夫獎」在香港宣告成立，用以表彰全球造福人類的傑出科學家。

養生妙語：長壽之道在於運動，運動很重要，我每天早上都要練四十五分鐘氣功。

已經年逾百歲的邵逸夫，仍然擔任著「邵氏兄弟」的舵手，堅持上班工作。他每天晚上只睡5個小時，然後中午睡1小時，其餘的時間都用在工作上。兩週一次的無線高層會議他更是不會錯過。

每年無線電視臺舉辦「香港小姐」選拔的時候，邵逸夫都會神采奕奕地坐在觀眾席上，而當冠、亞、季軍選出來之後，她們就會圍在邵爵士的身邊，和他來一張大合照。此時的邵爵士處在美人堆中，就顯得愈發年輕了。

有一次，邵爵士在別墅裡宴請國家教育代表團，他非常健談，站在那裡和賓客們說個不停。後來，如果不是客人們要求他坐下的話，也許他就會一直站著說下去了。在場的記者看到邵爵士身體狀況如此之好，都忍不住紛紛讚嘆，並追問其養生的祕訣。

這時候邵逸夫就拍著胸口非常自豪地說：「我走路不用拿棍子的。長壽之道在於運動，運動很重要，我每天早上都要練四十五分鐘氣功；以前每天都打高爾夫球，噢，不是每天，是每週四次，現在不打球囉。」這麼大的運動量，就是很多年輕人也做不來的。

人們都知道邵逸夫是「世界醫學氣功學會」的顧問，他自己練習氣功也有多年了。更有人說他指功非常深厚，以前和年輕人練習也能把對方推倒。邵爵士對此可不承認，他幽默地否認道：「沒這回事，把人家推倒不好嘛！」

邵逸夫身材清瘦，渾身上下沒有一點多餘的脂肪，據他說這都是拜氣功所賜。氣功之氣是宇宙裡一種既有物性又有靈性的東西，修練氣功實際上就是接受宇宙的能量和汲取自然界的精華。

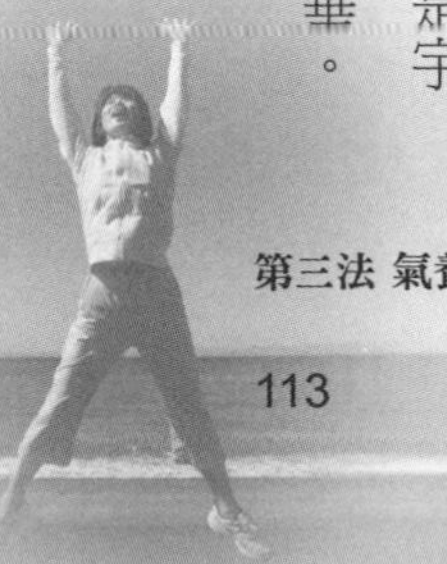

因此氣功既能防病、治病，也能強身健體，延年益壽。在氣功的修練過程中，還有一種叫做辟穀功，是指練習者達到一定的功力之後，能夠十幾日甚至是幾十日不進食物，而又對健康沒有絲毫危害，還能有健美減肥的作用。可見邵爵士精壯體魄的身體正是得益於辟穀功的幫助。

除了修練氣功之外，邵爵士也沒有其他的不良嗜好，既不喝酒也不賭錢，並且對食物也是百無禁忌，牛排、雞翅照吃不誤。此外，他大部分的時間都用在看電影和電視上，這固然是他的工作要求，但空閒的時候邵爵士最喜歡看的就是以搞笑聞名的《豆豆秀》，因此他一直都保持著一顆開朗的心，這對養生健康也是很有幫助的。

這樣養生好處多

辟穀最早起源於宗教，宗師們為了「明心見性」和「體悟真理」而絕食辟穀。比如釋迦牟尼、摩西、耶穌和穆罕默德，他們都曾經一次辟穀達到40天以上，進而獲得了體力、智力和靈力的飛躍，實現了悟道的目的。

在中國，辟穀主要是道教的一種修練術，它和導引、服氣和煉丹等並稱於世。比如長春真人丘處機，他在山中修道時就曾經大餓72次，小餓無數次，最終成就了崇高的功業。如今世界上各個宗教的信徒，為了促進身心健康和提升靈性，還都會進行定期或不定期的辟穀。

辟穀也稱作卻穀、絕穀、絕粒、休糧和清腸，辟穀的意思即不吃五穀飯食，但並不是不吃任何東西，而是根據個人功力的深淺來選擇進食。辟穀對治病、強身健體、開慧長功和激發人體都有很好的效果，由於它的修練層次比較高，所以歷來受到古今一些養生名家的重視。

在傳統的養生理論當中，把飲食稱作穀氣。食物在體內和元氣（腎間動氣）結合後形成真氣，而真氣的流動才能支持生命的正常運行。食物在進入人體後會將它的「物性」留在體內，這種「物性」會影響真氣的正常運行，同時也會給人帶來慾望、智慧甚至是疾病。而辟穀正是透過對飲食的控制來調理身體，它的好處主要有以下幾點：

①辟穀能激發人的各種潛能。現代很多人由於運動不足而導致營養過剩，脂肪增多。在修練辟穀的過程中飲食停頓，人要繼續維持生理機能的話，就必須調用體內儲備的脂肪和醣類，然後透過氧化作用來釋放能量。因此，辟穀就可以對人體的能量儲備進行更新，增強抵抗不良環境的能力。

②辟穀能對身體發揮雙向調節的作用。辟穀能維持人的正常體重，既能幫助肥胖者消耗體內多餘的脂肪，達到減肥的目的，而對於消瘦者，辟穀則可以增強其腸胃的吸收能力，使消瘦者能對食物中的營養成分進行充分的吸收，進而達到正常體重。

③辟穀能改善神經系統的功能，對增強記憶，強化意志，培養自信和抑制慾望有很好的作用。同時，它還能激發

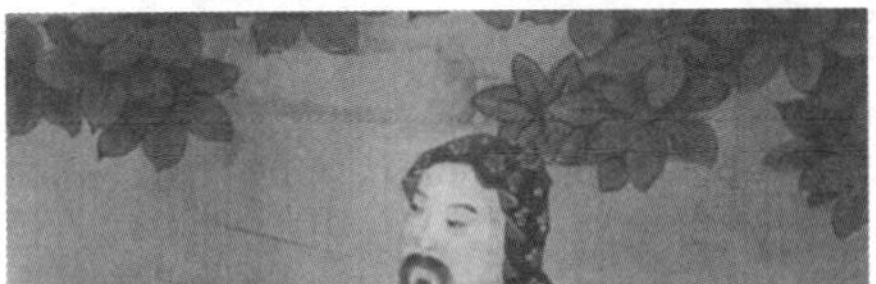

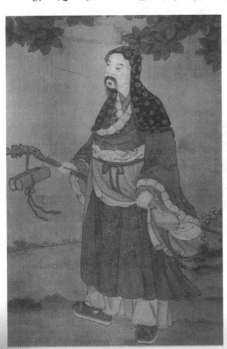

中國古代著名的養生家丘處機畫像。

人體的靈性，加深對大自然的理解。

④辟穀能清除體內的病源。疾病多半是由於糞便在腸內的滯留所引起的，它不僅會產生腐敗物質，還會影響腸胃對營養成分的吸收。而辟穀對清理腸道有很好的作用，通常堅持7天之後體內的宿便就會被徹底清除，這樣就提高了消化系統的效率，使營養更容易被人體吸收，疾病自然也就減少了。

⑤辟穀能延長壽命。這一發現主要是透過對動物的觀察來實現的，比如老鼠每週都要禁食兩天，這樣不僅預防了疾病，還使壽命延長了一倍。

⑥辟穀有治療疾病的功能。辟穀對某些病症有一定的治療功能，當然其中也有其適用範圍，還要看患者的先天素質。一般認為，辟穀對以下疾病有很好的治療效果：糖尿病、肥胖症、高脂蛋白血症、脂肪肝、慢性腎炎、水腫、循環系統疾病、免疫紊亂性疾病及病毒性疾病等。

合理辟穀才養生

辟穀的實施首先要消除心理障礙，使心態保持平衡，避免情緒的大波動和七情六慾的刺激。其次要注意辟穀的時間，這要根據個人的情況而定，比如功力深淺、健康和心理狀態等。但一般不應該少於3天，最好堅持7天甚至更長的時間。在辟穀時要順其自然，以安全為主，第一次不要太長。要循序漸進，不能因為治病等原因而主觀地延長時間。

其次，對辟穀的程度也要適當掌握。辟穀分為全辟、近全辟、半辟和近半辟。全辟就是完全絕食，也不喝水，只靠調動人體的潛能來完成各種代謝，近全辟雖然不食五穀雜糧和藥丸，但可以飲用少量的水和蜂蜜以及水果，適合一般人運用。半辟是除了水之外，再食用少量的藥餌，比如核桃、紅棗、胡桃等，適合第一次辟穀和體弱多病的人。近半辟則是除了熟食之外的水果、蔬菜，甚至稀飯、麵條都可食用，主要是針對有心理障礙和體質特別虛弱的人。因此，在實施辟穀之前就一定要根據自己的身體情況來控制辟穀的程度，避免由於單純地追求辟穀的益處而對身體造成危害。

此外，要注意對飲食的控制。剛開始的時候應該將飲食逐漸減少，達到半辟或者近全辟的狀態。結束之後的飲食也要以稀飯、蔬菜、水果為主，完全恢復的一週後，才能食用魚、肉類食物，千萬不能操之過急。在辟穀期間，可以飲用少量的溫水和蜂蜜，也可以食用少量藥性食物，如黑豆、枸杞等，辟穀可不戒酒類，但也要適量飲用。

辟穀期間靜養服氣是非常重要的，因此就要避免劇烈的體力活動，也要注意和吞津、采氣、靜養相輔相成。

俄羅斯總統葉爾辛：
中國氣功師父當教練

貴族小檔案

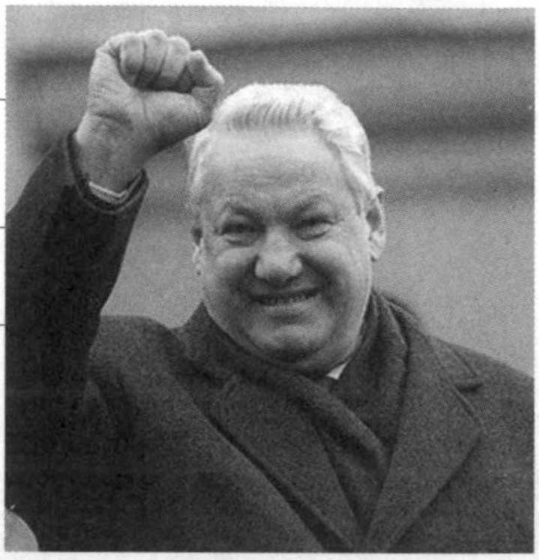

姓　　名：鮑利斯．尼古拉耶維奇．葉爾辛

性　　別：男

生卒年月：西元1931年2月1日～2007年4月23日。

出 生 地：俄羅斯聯邦斯維爾德洛夫斯克州達里茨基區布特卡村。

生平簡介：1976年後擔任蘇共斯維爾德洛夫斯克州委第一書記。

1985年12月至1987年11月任蘇共莫斯科市委第一書記，1987年11月至1989年5月任蘇聯國家建設委員會第一副主席。

1989年3月當選為蘇聯人民代表，1990年5月在俄羅斯聯邦第一次人民代表大會上當選為俄聯邦最高蘇維埃主席。

1991年6月，葉爾辛在全民大選中當選為俄羅斯聯邦首任總統，同年12月他宣布建立獨立國家聯合體。1996年再次當選為俄聯邦總統。

1999年12月31日，葉爾辛發表電視演講，宣布提前卸去總統職務，並任命總理普京為代總統。

葉爾辛擔任總統期間曾於1992年、1996年、1997年和1999年先後四次訪問中國。

辭職後，葉爾辛撰寫了《總統馬拉松》一書，對他和一些著名政治家的交往進行了講述。

2007年4月23日，葉爾辛因心臟病加重在莫斯科去世。

養生法則：練氣功。

葉爾辛是俄羅斯歷史上的第一位總統。他的身體狀況非常糟糕，在擔任總統期間曾經5次心臟病發作，還動過一次心臟導管手術。在他退休以後，幾乎一天24小時都是在中央臨床醫院裡度過的。由於缺少必要的運動，葉爾辛的體重也是大大增加。

但是，在2002年法國巴黎舉辦的大衛斯盃網球決賽上，葉爾辛在夫人和朋友的陪伴下坐在法國總統席拉克的旁邊一起觀看了比賽。當俄羅斯年輕的網球明星尤日尼在決賽中戰勝了法國選手之後，葉爾辛走下看臺輕鬆地跳過了擋板，然後跑到場內熱情地擁抱為俄羅斯贏得了榮譽的運動員。細心的法國記者還發現，整場比賽中葉爾辛一直都在大聲喝采，不停地揮拳助威，其精神和身體狀態完全不像一個久病纏身的人。尤其是他那矯健的身影，更是讓法國人大驚失色，在他們眼裡葉爾辛就像一個年輕力壯的小伙子。這種前後的反差讓他們困惑不已，究竟是什麼讓葉爾辛重新擁有了健康的體魄呢？

原來，在葉爾辛辭去總統的職務之後，他的家人就讓他進行身體調養，他的夫人奈娜更是對此十分關心，想盡辦法讓葉爾辛身體好轉起來。經過綜合考慮，最後葉爾辛決定學習中國的氣功來調養身體。為此，葉爾辛特地請了一位中國氣功師來當他的教練。

每天早晨起床後，葉爾辛都會在對著客廳的牆壁練半小時左右的氣功，然後再到地毯上去練幾招。就因為每天都堅持練氣功，不僅葉爾辛糟糕的身體狀況得到了很大的改善，就連他那暴戾的脾氣也變得安靜而平和了。

除了練氣功之外，葉爾辛還經常到各地去旅遊，適當的戶外活動再加上樂觀積極的心態，都

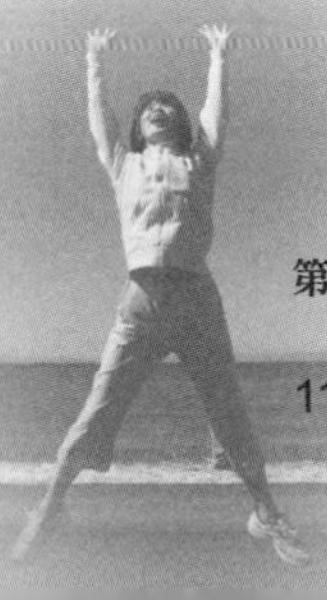

促進了他的健康。

這樣養生好處多

氣功是我國傳統用來進行身心鍛鍊的方法，它能夠調節陰陽、疏通經絡、促進新陳代謝和增強身體的免疫功能，尤其對治療各種慢性疾病有很好的效果。氣功理論是以中醫理論為核心構成的，做為科學的醫療保健運動，它透過意識處於一種似醒非醒的狀態時來發揮調整身心的作用。

氣功運動具有鬆靜自然、動靜相兼、協調舒展、一動無不動、一靜無不靜的特點，給人優美的藝術享受。「有病治病，無病強身」，這就是人們對氣功作用的總結，具體來說可分為以下幾點：

①改善血液循環。氣功能增加甲皺微血管管瓣和管瓣開放的數量，起到促進血液循環的作用，血液循環的改善又能預防冠心病、腦血栓和腦供血不足等病。對已經形成淤血的臟器，如心肌梗塞、腦血栓形成和早期肝硬化等，氣功也能起一定的改善作用。

②提高人體免疫力。人的唾液中含有多種免疫細胞，練氣功的時候口腔中的津液會增加，隨著吞嚥進入體內，進而增加血液中免疫細胞的數量，提高免疫能力。經常練氣功的人就會減少感冒、感染和老年性疾病的發病機率。

③延緩衰老。由於血液循環受阻，人到中年的時候臟器就開始衰老，而到了老年就會出現老化和病變，比如由血脂增高或者膽固醇增高造成的動脈硬化等。練氣功則可以降低人體內的血液黏

稠度和膽固醇、血脂，進而增強內臟的功能，延緩臟器的衰老。

④疏通經絡。氣功可以使人體內封閉的經絡一點一點地開通，在暢通的同時也會釋放出一些病氣，使內臟趨於陰陽平衡，以此來達到治病的目的。

⑤陶冶性情。氣功修練強調的是修心養性，人在練氣功的時候會感覺到非常的愉快和舒適，整個身心都會沉浸在一種超脫的意境之中。長期的修練就能陶冶情操、開闊心胸、培養意志和增強心理的適應能力，提高心理健康水準。

⑥開發智力。修練氣功能快速地消除掉大腦的疲勞狀態，使精力更旺盛，感覺更敏銳，也能集中注意力，增強記憶，使思維能力得到提高。因此，氣功是一種提高智力的很有效方法。

此外，氣功還被運用於書法、歌舞、繪畫、體育、雜技和樂器演奏等領域，對消除緊張心理、增強心理穩定性、激發潛力和提高效率有很好的作用。

人到中年後，身體狀況就開始走下坡，臟器也會發生老化甚至病變，而氣功能夠調節人體的生理狀態，使各部位更加趨於正常。因此，為了預防各種疾病的發生，減少藥物治療的副作用，中老年人更應該練習氣功。

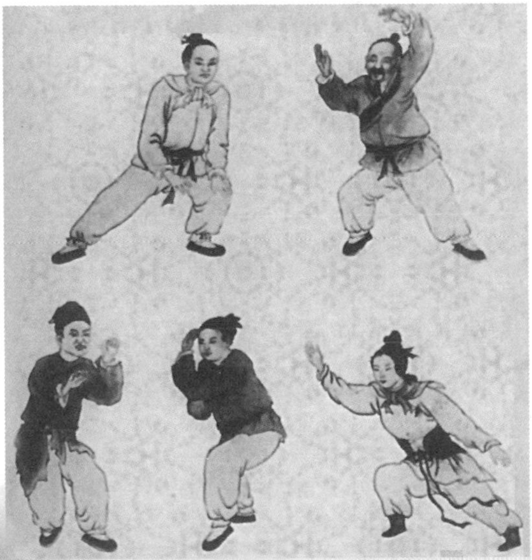

中國傳統養生氣功——五禽戲。

氣功的核心

調心：調心的要求就是要排除內心的雜念，達到入靜的狀態。因此，在練習的時候就要選擇一個清淨的環境。入靜講究的是「無思無想，恬靜愉快，悠然自得」，入靜主要是透過意守來實現的。意守就是將自己的全部注意力都集中到某種活動或身體的某一個部位，來「靜思冥想」。

調息：即是調整和控制自己的呼吸，來幫助入靜。練習時的呼吸要做到「細、靜、勻、長」，以此來逐步地達到「無聲無息、出入綿綿、若存若亡」的境地。意守呼吸就是調息的一種，比如腹式呼吸就是使吸氣的時候膈肌下降，小腹外鼓，然後氣至丹田，呼氣時小腹再回縮。調息時呼吸一定要做到順其自然，千萬不能急於求成。

調身：即控制自己的身體使其保持一定的姿勢，來幫助入靜，靜態姿勢能夠調整血液的分配。調身包括行、走、坐、臥、做5種，無論哪一種在做的時候都要配合調心和調息。因此，不管是靜態還是動態，其原則就是「以自然為高，以舒適為法」。

「心要清，息要靜，身要鬆」是氣功的基本要求，只有長時間地練習才能將調心、調息和調身的「有意之調」過渡到「無意之調」。練習氣功是一個漫長的過程，千萬不能操之過急，只有持之以恆、循序漸進才能收到最好的效果。

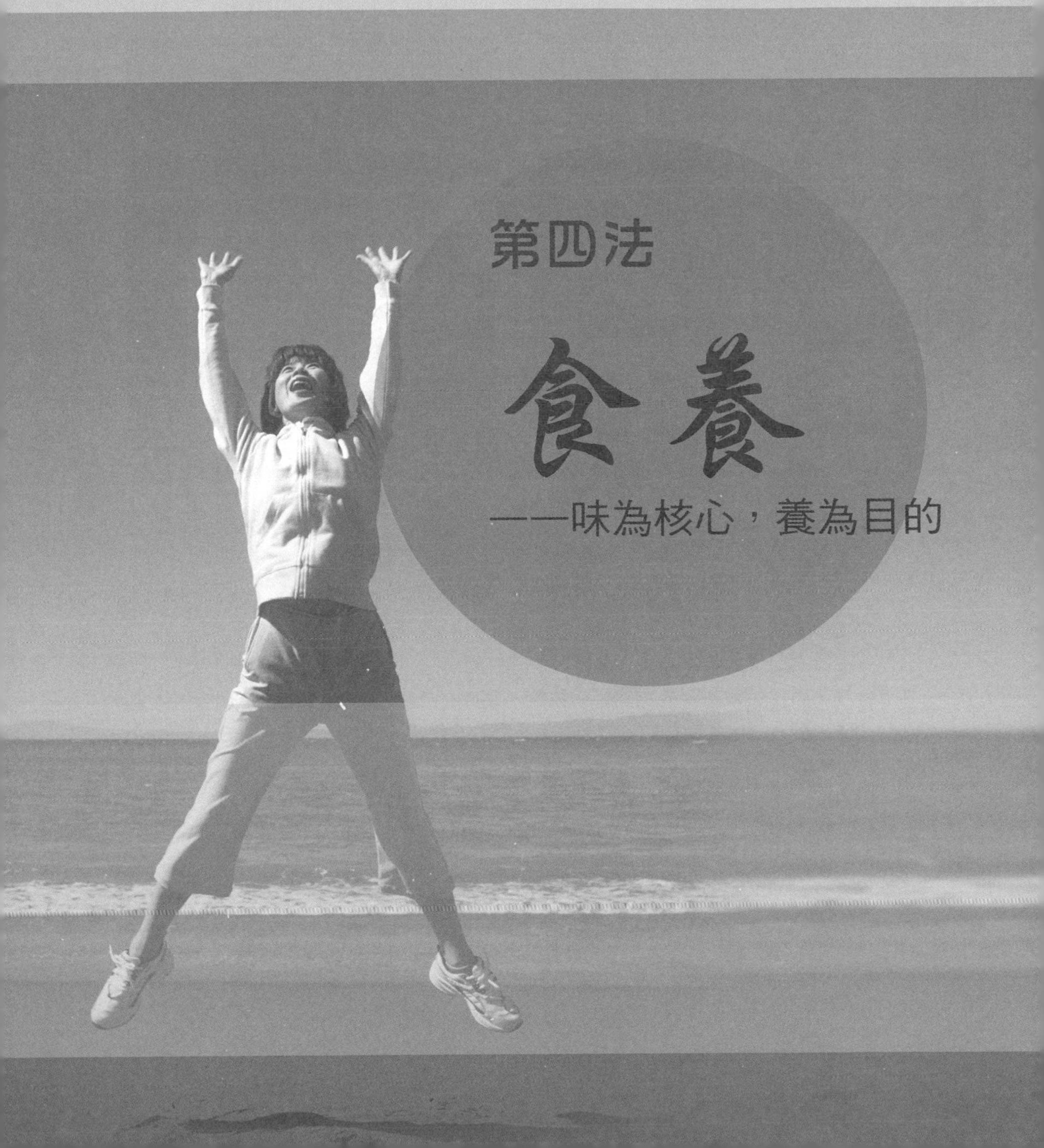

第四法

食養

——味為核心，養為目的

南宋著名詩人陸游：
每天喝碗枸杞粥

貴族小檔案

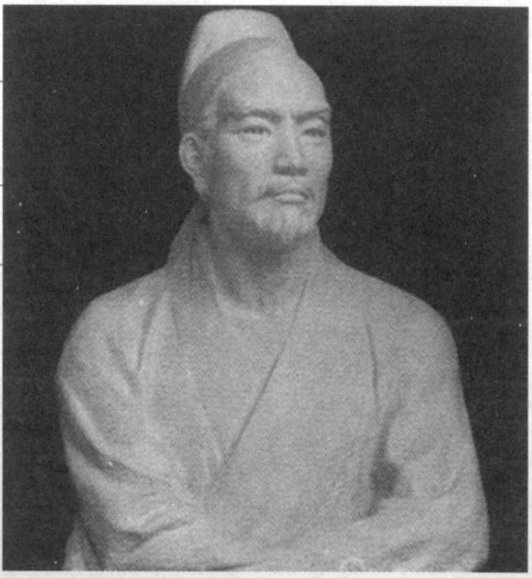

姓　　名：陸游

性　　別：男

生卒年月：西元1125年11月13日～1210年1月26日。

出 生 地：越州山陰（今浙江紹興）。

生平簡介：字務觀，號放翁，南宋著名的愛國詩人。

30歲參加禮部考試，名列第一，但因為「喜論恢復」而被秦檜除掉了名字。

孝宗在位時，被賜予進士出身，歷任夔州通判，提舉江南西路常平茶鹽公事，權知嚴州等地方官，後來做過朝議大夫，禮部郎中。

65歲罷官回老家山陰閒居，死時85歲。

陸游是歷史上多產的詩人之一，他一生創作詩歌9,300餘首，大多是描寫抵抗侵略者，也有描寫火熱的軍中生活，以此寄託自己對國家前途命運的深切憂慮，表現出他那顆愛國的赤子之心。

除詩歌外，陸游還創作了許多優秀的散文作品。或記述生活瑣事，或議論國計民生，或敘述友人事蹟，但都貫穿愛國的情感，具有很強的感染力。

養生妙語：世人個個學長年，不悟長年在目前。我得宛丘平易法，只將食粥致神仙。

南宋著名的愛國詩人陸游，晚年時視力依然很好，每天堅持讀書和寫詩，一直活到85歲高齡，這在那個年代裡實在是個奇蹟。陸游曾經寫過一首詩來闡述自己的養生之道：「世人個個學長年，不悟長年在目前。我得宛丘平易法，只將食粥致神仙。」意思就是說，喝粥可以延年益壽。

事實是否如此呢？李時珍的《本草綱目》中有記載：「糯米、秫米、黍米粥，甘溫無毒，能益氣，治脾胃虛寒泄利吐逆等症；粳米、秈米、粟米、粱米粥，甘溫無毒，能益氣，利小便，止煩渴，養脾胃。」可見粥的效果確實不錯。

特別是中老年人，更適宜以粥來養生，《內經》上說：「年四十而陰氣自半。」就是人到了中老年新陳代謝的功能就降低了，生理的其他機能也開始慢慢地衰退，可能還會導致各種慢性疾病。同時消化功能的降低也會使食物進入人體後無法正常消化，致使病情加重。因此，粥對老年人來說就是最適宜的食物。

在所有的粥類之中，陸游最喜歡的就是枸杞粥。為此，他還寫了一首詩來描述：「雪霽茅堂鐘磬清，晨齋枸杞一杯羹。」陸游在60多歲的時候，因為肝腎功能不佳，並且視力也越來越差，大夫就建議他多吃些枸杞。陸游便每天用枸杞熬粥來喝，因為粥容易消化，又有生津益氣的效果，他的身體也漸漸地硬朗起來了，這才有了上面的那句詩。

這樣養生好處多

除了陸游之外，歷代很多名人都服用枸杞達到了治病和長壽的目的，也留下了許多描寫枸杞的美麗詩篇。例如唐朝詩人陸龜蒙的《杞菊賦》，就描寫他在屋前屋後種植枸杞喝菊花茶的生活；劉禹錫的「枝繁本是仙人杖，根老能成瑞犬形。上品功同甘露味，還知一勺可延齡」，對枸杞更是推崇備至；蘇東坡也有一首《小圃枸杞》：「根莖與花實，收拾無棄物。大將玄吾鬢，小則餉我客。」孫思邈、葛洪、陶弘景、孟洗、房玄齡、杜如晦等，也都透過服用枸杞獲得了身體的健康。

其實早在三千多年前，就已經有了人類服食枸杞的記載。《神經本草經》中稱它「久服堅筋骨，輕身不老，耐寒暑」，《太平聖惠方》中也有「服用枸杞長生不老」的說法。後來中醫上很多長壽的名方也都是採用枸杞為原料的，比如龜齡集、龜鹿膏、二仙膠、七寶美髯丹等，清朝乾隆皇帝服用的「清宮壽桃丸」的配料也是由枸杞、生地、胡桃、益智仁、天冬等組成，是清宮頤養的主方。

枸杞營養價值極高，含有豐富的蛋白質、脂肪、牛磺酸、氨基酸、維生素和胡蘿蔔素等，還含有大量的鈣、鉀、鐵、鋅等礦物元素。枸杞有滋補肝腎、強筋健骨、明目和美容的功效，長期服用還能延緩衰老和延年益壽，特別適合肝腎陰虧、頭暈目眩、腰膝痠軟和多淚、虛弱的人服用。《本草綱目》上也有記載：「枸杞，補腎生精，養肝，明目，堅精骨，去疲勞，易顏色，變白，明目安神，令人長壽。」

具體來說，枸杞能夠增強特異性和非特異性免疫功能，具有抗腫瘤、抗氧化、抗衰老的作用，能夠保護肝臟和抗脂肪肝，刺激機體的生長，對一些遺傳毒物引起的遺傳缺失也有保護的作用，還能促進造血功能，有降血壓和降血糖的作用，此外也能增強生殖系統的功能和延緩衰老。

人們通常都是用枸杞來泡茶或者煲湯，但是受到水溫和浸泡時間等因素的影響，枸杞中的藥物成分並不能完全釋放到湯水中，再加上有的人只飲湯水，更降低了營養成分的吸收。所以，在用枸杞泡茶的時候一定要將枸杞一起吃掉，直接嚼服的吸收效果會更好。

枸杞一年四季都可以服用，那麼，該怎麼服用才能達到最佳效果呢？

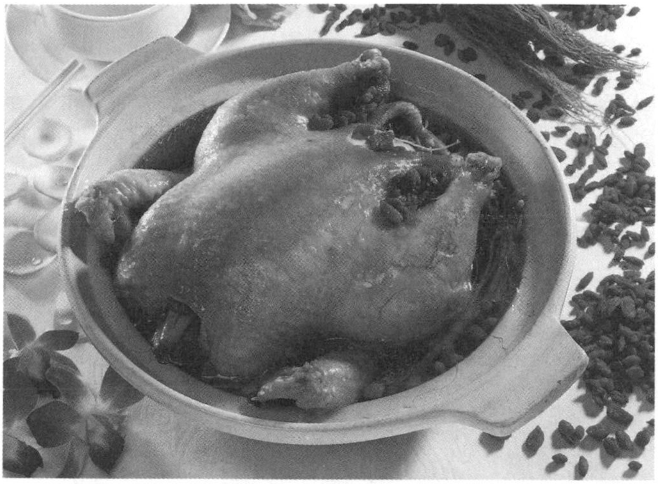

枸杞是藥食兩用的滋補佳品。

春天的時候人體的陽氣也開始慢慢地生發，此時可以將枸杞單獨服用，也可以和黃芪等味甘微溫的藥物同時服用，有益於陽氣的生發；夏天將枸杞和菊花、金銀花、綠茶等一同飲用，能起到消暑解渴的作用，和菊花同飲還能滋陰明目，清除肝火；秋季空氣比較乾燥，此時將枸杞和川貝、百合、雪梨、玉竹等搭配服用，就能滋潤肌膚，和酸性的山楂一同服用還有酸甘化陰的功效；枸杞能夠平補陽氣，在冬季和羊肉、肉蓯蓉、巴戟天、金匱腎氣丸等一起服用，更有益於人體陽氣的生長，起到抵禦嚴寒的作用。

枸杞雖好，但並不是人人都可以食用的，尤其是脾胃虛弱有寒溼、泄瀉者和外感熱邪的時候，以及感冒發燒和患有炎症的人都不要服用，同時性慾亢進的人也不宜服用，因為枸杞有興奮神經的作用。此外，枸杞中含有大量的糖分，糖尿病患者在食用的時候一定要謹慎，千萬不要過量食用。

枸杞裡面不含有任何毒素，是一種非常安全的食物，可以放心服用。但要想取得理想的效果，就一定要長期食用才行。至於服用的量，一般來說一個健康的成年人每天服用20克就可以了，但要想達到治療的效果，則需要服用30克才好。切記不要大量食用。

枸杞粥的做法也很簡單：先將白米煮至半熟，然後再加入適量的枸杞一同煮熟即可。此粥特別適合那些頭暈目眩、腰膝痠軟和耳鳴遺精的人食用，也適用於肝炎患者。

枸杞菜餚

枸杞除了用來泡茶和煮粥之外，還可以和其他蔬菜搭配做成以下菜餚，同樣具有很好的保健養生效果：

紅棗銀耳枸杞羹

原料：紅棗、枸杞、銀耳、冰糖各適量。

做法：將銀耳用冷水泡開後撕碎，將紅棗和枸杞洗淨；在鍋裡加入適量的水，再放入銀耳和冰糖，用大火煮開後改用小火慢燉50分鐘左右，放入紅棗再燉10分鐘，之後加入枸杞即可。

功效：潤肺生津、補養氣血、養胃補氣、堅筋耐勞。

枸杞燉排骨

原料：豬排骨、枸杞、油菜心各適量。

做法：將排骨切段洗淨，用熱水汆透；油菜心洗淨後切好；在鍋裡放入油和調味料，加入料酒和鮮湯，再放入排骨用大火燒開後改用小火燉爛，然後放入枸杞和油菜心即可。

功效：清熱明目、補虛益精。

乳鴿黃芪枸杞湯

原料：乳鴿一隻、枸杞、黃芪適量。

做法：將枸杞和黃芪洗淨，將乳鴿去毛及內臟，洗淨後切塊，和枸杞、黃芪一起用布包好；在瓷鍋內加水，再放入藥布包燉熟，去除藥渣加入調味料即可。

功效：腎氣虧損導致的不孕症。

益壽枸杞湯

原料：枸杞、銀耳、龍眼肉、冰糖各適量。

做法：將銀耳泡好後洗淨，再用開水略汆燙；枸杞洗淨，龍眼肉切成丁狀；將銀耳和枸杞先蒸熟，在鍋裡加入適量的水燒開，放入冰糖融化後再放入枸杞、銀耳和龍眼肉煮開即可。

功效：養陰潤肺、強身滋補。

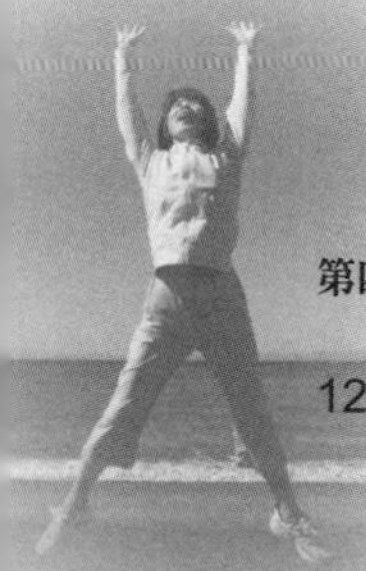

清朝皇帝康熙：
所好之物，不可多食

貴族小檔案

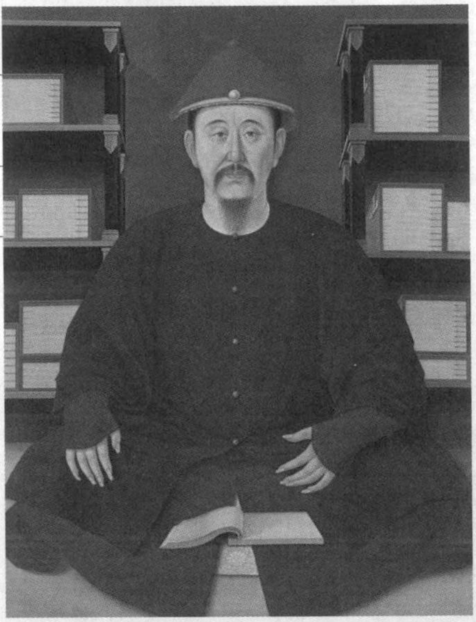

姓　　名：愛新覺羅玄燁

性　　別：男

生卒年月：西元1654年5月4日～1722年12月20日。

出 生 地：北京。

生平簡介：康熙繼位時只有8歲，在他執政期間，撤除吳三桂等三藩勢力，統一臺灣，平定準噶爾汗噶爾丹叛亂，並抵抗了沙俄對我國東北地區的侵略，簽訂了中俄《尼布楚條約》，維持了東北邊境一百五十多年的邊界和平。

康熙在位時還多次舉辦博學鴻儒科，創建南書房制度，並親自到曲阜去拜謁孔廟。同時他組織編輯《康熙字典》、《古今圖書集成》、《康熙永年曆法》、《康熙皇輿全覽圖》等圖書、曆法和地圖。

康熙是清朝歷史上在位時間最長的皇帝。他文武雙全，既精通傳統文化，又涉獵西方科學，他還有著過人的政治眼光和手腕，奠定了持續100多年的「康乾盛世」。

養生妙語：凡人飲食之類，當各擇其宜於身者，所好之物不可多食。

康熙8歲就登上了九五之尊，成為大清帝國的新君主。他終年69歲，在位61年，是我國歷史上在位時間最長的皇帝。他知識淵博、學貫中西，尤其是在飲食養生上有著很深的造詣。他在《庭訓格言》中說道：「節飲食，慎起居，實卻病之良方也。」他認為要保持身體的健康和延年益壽，飲食起居就要有序、有節、有度。

康熙皇帝還提出要「節飲食」，「凡人飲食之類，當各擇其宜於身者，所好之物不可多食。」他在《庭訓格言》中說：「朕一日兩餐，當年出師塞外，日食一餐。今十四阿哥領兵在外，亦然。朕每食僅一味，如食雞則雞，食羊則羊，不食兼味，餘以賞人。」雖然貴為天下之尊，但在飲食上康熙帝非常節儉，他每天只吃兩頓飯，並且基本上不吃山珍海味，就算是平常的雞、魚、豬肉等，也是每餐只吃一種。

法國天主教士白晉，和康熙曾有過親密接觸，後來他在自己所著的《康熙皇帝》一書中描述道：「康熙皇帝滿足於最普通的食物，絕不追求特殊的美味；而且他吃得很少，在飲食上從未看到他有絲毫鋪張浪費的情況。」根據《清朝文獻通考》上的記載：「明

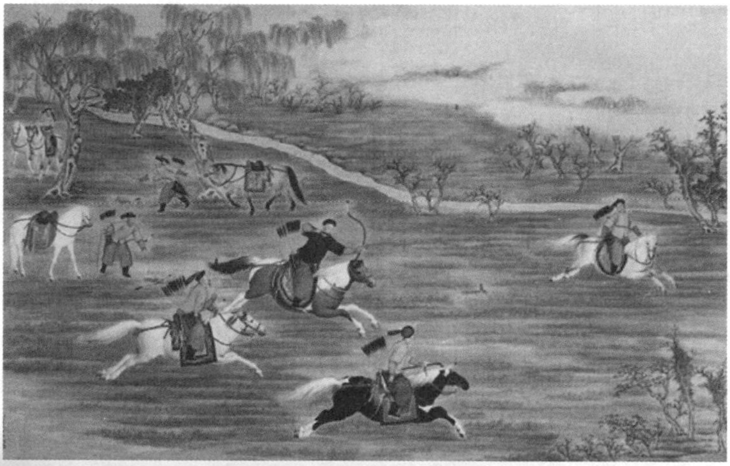

清朝開國之初的幾個帝王都十分重視體育。《康熙南巡圖》中，康熙在飛馳的駿馬上彎弓射箭，氣勢非凡。據說在歷史上，康熙帝第一次南巡的時候曾經在南京下場射箭，左右開弓，觀者萬餘人。

光祿寺每年送內用錢糧二十四萬餘兩，今每年只用三萬餘兩。」由此可見康熙的儉約程度。

有一次，康熙到江南巡視，他所乘坐的龍舟在無錫停靠的時候，百姓們都來觀看，並送上了大量的美食等禮物，其中包括羔羊和用「天下第二泉」惠山泉所釀的美酒。但康熙帝卻不取美食和美酒，而是「令取米一撮、果一枚」，這也體現了他體恤民情、提倡節儉的作風。

相傳有一年夏天，康熙也是微服私訪，碰到了一個十幾歲的男孩在賣黃瓜。他剛好感到有些口渴，就想買一根黃瓜來解解渴，但一摸口袋裡又沒有碎銀，只好繼續向前走。當時天氣很熱，康熙越走越渴，最後又回到了那個男孩的黃瓜攤前。小孩一看老人又回來了，就拿了一根黃瓜遞給了他。

康熙吃完以後，看著這個小孩，他覺得這個孩子很討人喜歡，就對他說自己是在京城裡做大買賣的，你願不願意跟我去京城啊？小孩想了一想，回答道：「我得去和媽媽商量商量。」

到了第二天，康熙又來到了這個老地方，小孩告訴他說：「媽媽去親戚家還沒回來呢！等過幾天再說吧！」隨後，他又送給了康熙兩根黃瓜。連著好幾天都是這樣。等到第七天的時候，康熙發現自己多年的下肢浮腫竟然痊癒了，他立刻想到這肯定是黃瓜的功勞。

後來，這個小男孩就跟著康熙進了京城，最後還當上了官。

這個事情以後，康熙更是注重攝取多種營養，不管自己多喜歡的食物，都是適當食用，不喜歡的食物也會適當吃一些，不偏食、不挑食的習慣是康熙長壽的根本。

這樣養生好處多

康熙曾經寫了一首《膳酒自述》，來總結自己的養生心得：「盈餘休說帝王家，儉樸身先務戒奢。盛饌醇釀應有損，野蔬風味亦堪佳。樽中旨酒無能飲，案上珍饈勿過加。淡泊寧心和五味，養生得正勝丹砂。」同時，關於養生康熙帝還有一些論述：

語錄一：凡人飲食之類，當各擇其宜於身者，所好之物不可多食。

這是康熙關於飲食的根本思想，他認為只有養成合理而科學的飲食習慣，才能達到養生的目的，貪食和多食是要不得的，輕則會腹脹、腹痛，嚴重的還會引起病變。其中「擇其宜於身者」，指的並非是那些個人嗜好的食物，而是確實對身體有好處的食物。此外，康熙帝還認為「各人所不宜之物知之即當永戒」，這是因為「人自有生以來，腸胃自各有分別處也」。個人的體質不同，腸胃的功能也各有強弱，因此那些對自己身體不宜的食物，就要時刻嚴加控制，甚至是永遠戒除。

語錄二：老年人飲食宜淡薄，每兼菜蔬食之則少病，於身有益。所以農夫身體強壯，至老猶健者，皆此故也。

康熙帝認為老年人的飲食應該以清淡為主，味道不宜太重，可以多吃蔬菜。這是因為蔬菜中的營養成分對防治高血壓、動脈粥狀硬化、心臟病等老年性疾病有很好的作用，對消化和神經系統的病症也有舒緩作用。

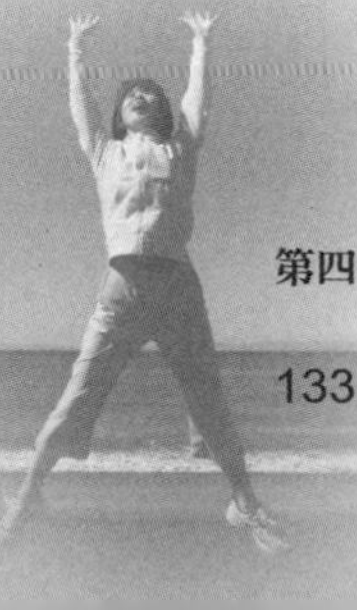

語錄三：朕用膳後必談好事，或寓目於所做珍玩器皿。如是則飲食易消，於身大有益也。

康熙帝主張在飯後應該有一個愉快的氣氛，這對身體是很有好處的。研究顯示，人在飯前和飯後能夠保持愉悅情緒的話，有促進胃液分泌的作用，進而使食物更好地被人體消化和吸收。如果心情鬱悶的話，就會減少胃液的分泌，非但不利於食物的吸收，久之還可能導致噎食和厭食等。

語錄四：人之養生飲食為要，故所用之水最切。

康熙認為飲用水的衛生與否是非常重要的。他經常將各地的水比較，方法就是秤它們的重量，「水最佳者，其分量甚重」。如果水質不好的話，他就會先把水煮沸，然後再「烹茶飲之」。

語錄五：諸樣可食果品，於正當成熟之時食之，氣味甘美，亦且宜人。如我為大君，下人各欲盡其微誠，故爭進所得初出鮮果及菜蔬等類。朕只略嚐而已，未嘗試食一次也。必待其成熟之時始食之，此亦養身之要也。

康熙帝認為水果要等熟透了以後才能吃，如果還沒有成熟就吃的話，不僅味道酸澀，還會對舌齒和腸胃造成傷害，也不利於營養成分的吸收。

藥食兩用珍品——「茯苓餅」

康熙小的時候出過天花，身體非常虛弱，而且脾胃不和，常常積食拉稀。對於那些苦口的湯藥，他總是不肯服用。後來，有一位江南的名醫開了一個「茯苓」的藥方，並用精白麵、茯苓粉和蜂蜜糖製成了「茯苓餅」給康熙食用，不久他就變得臉色紅潤，開始讀書習武了。現在，茯苓餅還是北京城特別有名的點心。

茯苓是著名的食藥兼用真菌，不僅能夠單獨用來治病，還能和其他中藥配合使用，降低不良反應，使藥效更好地發揮。茯苓的菌核是藥用部分，它的表面有皺紋，通常呈現黃褐色、棕褐色或者是黑褐色，內部則是白色或者粉紅色。由於菌核長在地下的松根上，就有一種環保松根而長的茯苓中藥，叫做茯神，它所具有的鎮靜安神的作用要大於茯苓。菌核中含有93%的β茯苓聚糖和多種酸，貯藏著豐富的營養物質，能夠增強人體的免疫功能和提高機體的抵抗力。

此外，茯苓對抑制溼疹、病毒和腫瘤的增長，維護神經細胞的功能，以及降低化學藥物對人體的損害等，都有顯著的作用。

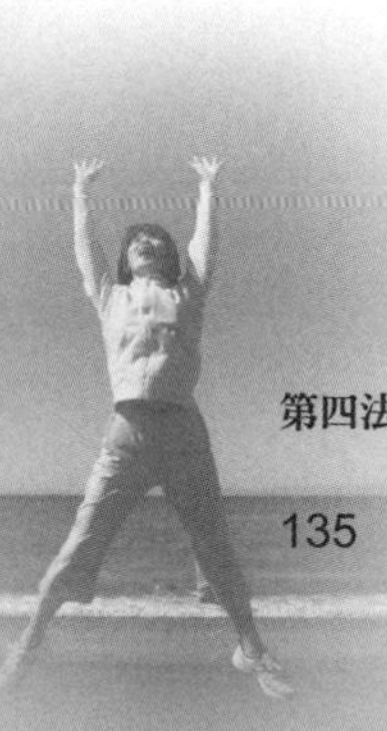

國父孫中山：
「四物湯」養生有奇效

貴族小檔案

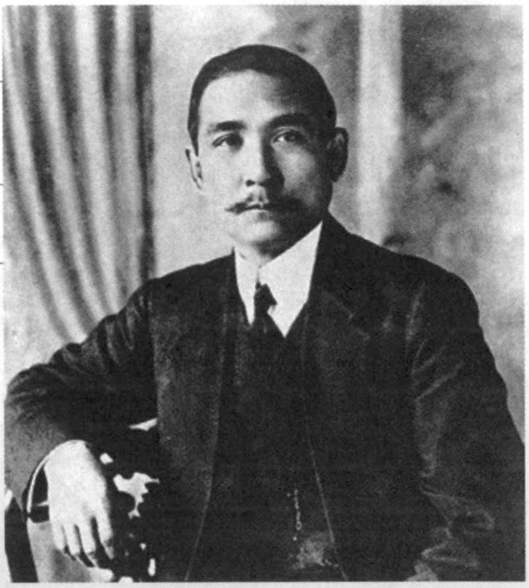

姓　　名：孫中山

性　　別：男

生卒年月：西元1866年11月12日～1925年3月12日。

出 生 地：廣東香山（中山）翠亨村。

生平簡介：1892年畢業於香港西醫書院。

1905年在日本聯合華興會、光復會等革命團體成立中國同盟會，被推為總理。

1911年辛亥革命後被十七省代表推舉為中華民國臨時大總統。後又曾任中國國民黨總理、廣州革命政府大元帥。

他是中國國民黨創始人，中國近代民主革命的偉大先行者，三民主義的宣導者，被尊稱為國父。

養生妙語：夫中國食品之發明，如古所稱之「八珍」，非日用尋常所需，故無論矣。即如日用尋常之品，如金針、木耳、豆腐、豆芽等品，實素食之良者，而歐美各國並不知其為食品者也。

揭祕貴族養生智慧

孫中山先生不僅是一位偉大的革命家，而且還是一位醫生。他不僅擅長西醫，對中醫學及飲食營養等都有研究。他畢生提倡素食，一再說到素食的好處：「夫素食為延年益壽之妙術，已為今日科學家、衛生家、生理學家、醫學家所共認矣。」

1909年6月，孫中山來到巴黎，特地去參觀「豆腐專家」李石增的豆腐加工廠。隨後兩人談起素食和養生的話題，交談甚歡。李石增看孫中山已過中年卻仍然紅光滿面、神清氣爽，忍不住問他有什麼養生的訣竅。孫中山神祕地說自己有一得意之作，叫做「四物湯」。李石增起初不以為然，說道：「無非當歸、川芎、芍藥、生地罷了。這四物湯真的有這麼好的效果？」孫中山聽後淡淡一笑：「此四物非彼四物也！」

原來，孫中山的這「四物湯」是集四種素食之精華而成，即用黃花菜、木耳、豆腐、豆芽四種食物。孫中山對「四物湯」的評價是：「夫中國食品之發明，如古所稱之『八珍』，非日用尋常所需，故無論矣。即如日用尋常之品，如金針、木耳、豆腐、豆芽等品，實素食之良者，而歐美各國並不知其為食品者也。」素食對健康長壽的意義是眾所周知的，而孫中山先生之「四物湯」又稱得上是素食中的佳品。

這樣養生好處多

「四物湯」的做法十分簡單，就是把四物合在一起煮湯喝。這「中山四物湯」不僅簡單好

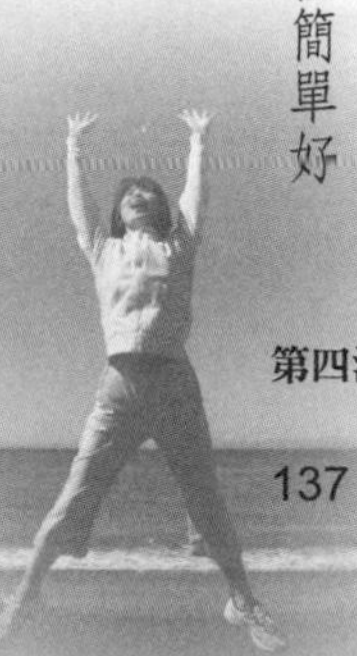

做，而且這四物營養豐富，還有防病、治病的作用，經常食用對人體健康十分有益。

金針

又稱為「黃花菜」，不僅是一種可觀賞的花卉，更是一種健康美食，人們常將它與木耳稱為「席上珍品」。

醫學界認為，金針味甘、性涼，有養血，具有平肝、利水、消腫、鎮靜、安腦等功效，可用於治療頭暈耳鳴、咽痛、心悸、吐血、衄血、便血、乳瘡、水腫等症。

金針的營養十分豐富，尤其是胡蘿蔔素的含量很高，在蔬菜中可謂名列前茅。金針對人體健康的影響十分有益，其中豐富的卵磷脂，可增強和改善大腦功能，幫助清除動脈內的沉積物，有健腦、抗衰老的作用，所以人們稱它為「健腦菜」也不足為奇了。另外，金針還可以有效降低血清內膽固醇含量，尤其適合高血壓患者食用。

黑木耳

黑木耳營養豐富，其蛋白質含量堪比動物食品，因此也有「素中之葷」的美譽。

醫學界認為，黑木耳具有滋補、益胃、涼血、止血、清肺潤腸等功效，可用於治療咯血、吐血、鼻血、痔瘡出血、便祕等症。

黑木耳可以防止便祕，清除體內毒素，還對體內膽結石、腎結石等內源性異物，具有一定的化解功能，所以黑木耳可以說是人體腸內的「清道夫」。黑木耳還可以有效減少血液凝塊，預防血栓等症的發生，對動脈粥狀硬化和冠心病也有很好的防治作用。另外，黑木耳富含維生素E和鐵元素，是不可多得的美白肌膚的佳品。

黃豆芽

黃豆芽，又名金鉤，是黃豆種子的芽，人們又親切地稱之為「如意菜」。李時珍在《本草綱目》中稱：「豆芽白美獨異，食後清心養身，具有解酒毒、熱毒，利三焦之功。」並且在中醫典籍裡，更是將黃豆芽列為益壽食物的第一名。

黃豆芽營養豐富，具有滋潤清熱、利尿解毒的功效，可以防治維生素B_2缺乏之症；能有助減少體內乳酸堆積，消除疲勞，治療神經衰弱，增強人體的抗病能力；能保護皮膚和毛細血管，防治老年高血壓；能預防貧血，保持瑩潤毛髮，有助於養顏美容。

豆腐

豆腐營養豐富，含有人體必須的多種微量元素，還含有醣類、植物油和豐富的優質蛋白，所以，豆腐素有「植物肉」之美稱。

醫學界認為，豆腐味甘性涼，入脾、胃、大腸經，具有補中益氣、生津潤燥、清熱解毒的功效，可用於治療赤眼、解渴、解硫磺、燒酒毒等症。

豆腐中含有豐富的鈣、鐵元素，對牙齒、骨骼的生長發育具有積極的作用，在造血功能中可增加血液中鐵的含量；豆腐不含膽固醇，可做為高血脂、高血壓、高膽固醇症及動脈硬化、冠心病患者的日常保健食物；豆腐中含有豐富的植物雌激素，能幫助女性克服潮紅、心情煩躁等症，幫助女性順利度過更年期，也有助於預防心臟病、乳腺癌、骨質疏鬆症和子宮癌等。

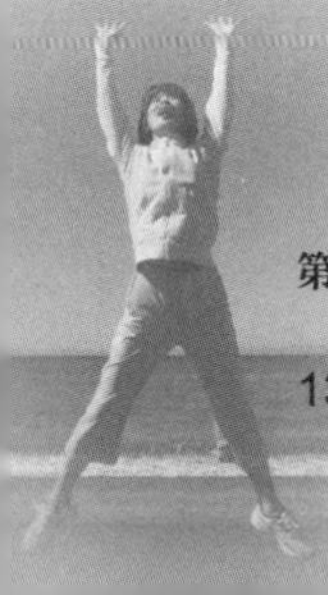

豆腐是老人、孕婦、產婦的理想食品，也是兒童生長發育的重要食物，也是更年期、病後調養，肥胖、皮膚粗糙等人的最佳食物選擇。

由此可見，「中山四物湯」營養價值高、成分全面，且又物美價廉。我們不妨經常自己製作食用。

四物湯的做法：

主料：黃豆芽200克，豆腐100克，黑木耳20克，金針50克。

輔料：鹽、麻油少許。

做法：黃豆芽摘掉根尾，洗淨備用；豆腐切塊備用；金針去掉硬蒂，切段，黑木耳切絲，將金針與黑木耳一起用熱水泡軟，撈出備用。將以上四種材料全部放入湯鍋中，加水淹沒過材料，以大火煮開，然後換小火慢燉30分鐘。最後加入鹽和麻油即可食用。

注意事項：金針最好採用乾貨泡發食用為好，因為食用新鮮金針有可能出現中毒症狀。新鮮黃花菜裡含有一種叫做秋水仙鹼的物質，進入人體後會被氧化成為二秋水仙鹼，二秋水仙鹼可對人體腸胃和呼吸系統形成強烈刺激，進而引發人體中毒。金針中毒通常在食後30～40分鐘出現，輕者可出現噁心，嘔吐，嚴重者可引起腹痛、腹脹、腹瀉等。

所以，要想預防食用新鮮金針中毒，可先將新鮮金針用清水浸泡，再用沸水燙熟後，放入湯內煮透食用，並且每次不要食用太多，以少吃為好。

這樣吃素才能營養均衡

從營養健康的角度出發，素食對身體健康帶來的好處是不言而喻的。但是素食也有其缺點，如維生素B_{12}只存在動物性食物中，並且人體對動物性鐵質吸收較好，所以素食者往往會造成鐵質和維生素B_{12}營養素的缺乏。

所以，對於吃素的朋友，如何吃素才能保證身體健康、營養均衡呢？在營養方面建議如下：

①採取奶蛋素。即在吃素的基礎上，每天喝1～2杯牛奶，或者增加2個雞蛋。如果擔心牛奶熱量太高，可選擇低脂或脫脂牛奶。雞蛋蛋黃中所含的鐵質、卵磷質，可正好補充素食的營養缺失。

②多食用豆製品。黃豆中蛋白質的品質與肉類相差不多，可有效代替肉類。豆製品很多，如我們常見的各種豆芽、豆腐、豆乾、豆皮等都屬於對人體健康十分有益的食物，也可利用植物性食物互相搭配，日常可自製黃豆胚芽米飯、綠豆稀飯等來食用。

③食物宜五顏六色。選擇素食時，不妨注意顏色的多樣化，並且盡量多變化搭配食物，例如黃色、白色、綠色、紅色等搭配，以提供多種營養素，做到營養均衡。

④注意食用油錯誤觀念。素食者常認為吃素是吃菜，所以在做菜的時候就會下意識地多用些油，以補充營養。這種認知是錯誤的，這樣食用油過多，會導致無形中吃入太多油脂而發胖，進而對身體造成危害。

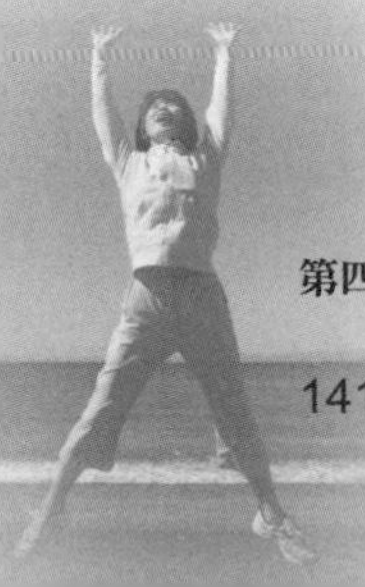

中華民國前第一夫人宋美齡：
最愛菠菜和芹菜

貴族小檔案

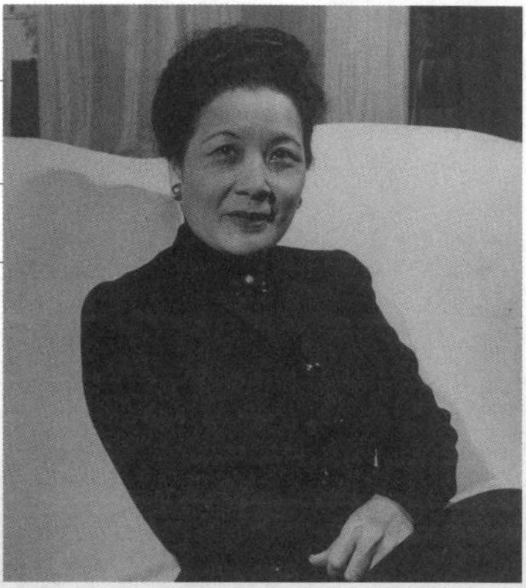

姓　　名：宋美齡

性　　別：女

生卒年月：西元1897年3月5日～2003年10月23日。

出 生 地：上海虹口朱家木橋。

生平簡介：中華民國前第一夫人，中國國民黨中央評議委員會主席團主席、中國國民黨中央婦女工作委員會指導會議指導長、輔仁大學董事會前董事長與名譽董事長。她曾經為了中國的抗日戰爭，到美國進行籌款活動，受到美國政界的好評。

1950年宋美齡開始了在臺灣的生活。

1995年時值第二次世界大戰結束五十週年，為了表彰她在二次世界大戰期間對中美關係所做的貢獻，美國參議院多數黨領袖杜爾及參議員賽蒙為她舉行了盛大的致敬會。

2003年10月23日於紐約逝世，享年106歲，是第二次世界大戰中各參戰國領袖及夫人中最長壽者。

養生妙語：我每天只要吃半斤菠菜，就可抵上一頓紅燒肉供給我的養分了。

宋美齡的生平跨越了三個世紀，可以說她是中國許多偉大歷史事件的見證人，而身為中華民國的第一夫人，她在中國近代歷史和對外關係上也影響重大。當她退出政壇以後就開始潛心修養，直到去世享年106歲，是二戰中所有的參戰國領袖和夫人中最長壽的一位。

宋美齡長壽的原因有很多，但在飲食上的話，她每餐都離不開青菜沙拉，尤其菠菜和西洋芹更是她的最愛。她經常對身邊的廚師說：「我每天只要吃半斤菠菜，就可抵上一頓紅燒肉供給我的養分了，而且紅燒肉雖然吃起來很香，但它的副作用太大了，油膩會傷肝，還會增加脂肪和體重。我在美國的時候一度喜歡吃甜食，後來我的房東太太告訴我，妳這樣長久吃甜食，將來就會讓妳的心臟無法承受。那時我還什麼也不懂，以為能吃自己喜歡的食品就是幸福，哪知道我那時甚至還不及一個美國普通老太太懂得生活的品質。後來見那位美國老太太總以青菜沙拉佐食，才漸漸悟出了一點道理。因為我在喬治亞州讀書的時候，才不到20歲，可是那位老房東已經70多歲了，她的身體比我還好，竟然強壯得像一頭牛！」

宋美齡的這個飲食習慣是從美國養成的。她10歲就到美國的喬治亞州去讀書，1913年，轉到麻省衛斯理女子學院繼續就讀。在當時的集體食堂中，這所學校已經開始試行「多食用青菜和生菜」的新式飲食結構。也就是從這個時候起，宋美齡才養成了比較西式的飲食習慣。

大陸時期蔣介石的侍從秘書汪日章，曾經這樣描述宋美齡和蔣介石的飲食：「宋美齡和蔣介石常在一起吃飯，宋愛吃烤雞、豬排，蔣則愛吃肉絲鹹菜湯、乾菜烤肉、鹹菜大黃魚。宋美齡很講究衛生，即便在廬山時也要人從山下捎去蒸餾水……蔣介石和宋美齡請客吃飯也是常事，菜餚

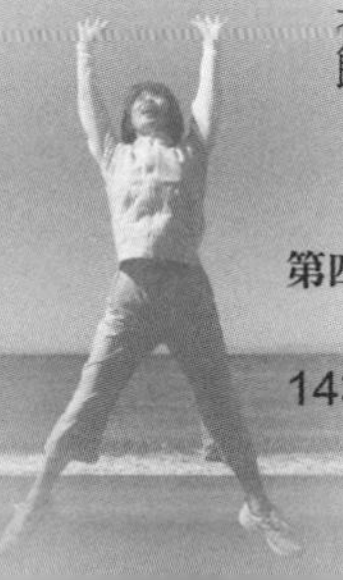

是普通的，有些人出來後說吃不飽。這裡當然有拘束感的原因，但與不豐盛有關，在宋美齡的廚房裡沒有過多的酒、肉，都是按少食量、新鮮配備的；蔣介石在這方面也夠吝嗇，若有部下請求救濟，最多只批兩百元，就算是面子十足了。宋美齡選取衣料，總是跑好幾家，問明價格，選合意的地方去買。」由此可見，宋美齡的生活是很節約的。

從美國回到上海以後，宋美齡的日常飲食也是以青菜沙拉為主。在當時的舊中國富裕人家的女孩子，都以能吃到肉類和高蛋白的甜食為榮，宋美齡卻與眾不同。她認為蔬菜既經濟又實惠，並且其中的營養價值也是其他食品無法替代的。在南京的時候，她還派人拿著菠菜去紫金山下的研究所去化驗研究，最後結論是一公斤的菠菜中含有36克胡蘿蔔素，這相當於兩個雞蛋的蛋白質和兩個橘子維生素的含量。從此，更堅定了她以蔬菜為主食的生活習慣。

這樣養生好處多

菠菜中含有豐富的維生素、胡蘿蔔素、葉酸和鐵、鉀、硒等營養物質，有通腸導便、增強抗病能力、促進生長發育和新陳代謝、延緩衰老等功能，對改善缺鐵性貧血，穩定血糖，防止口角炎、夜盲症，啟動大腦功能等也有很明顯的作用。此外，菠菜還有養顏的功效，能使人臉色紅潤、光彩照人。

菠菜易消化，因此特別適合老、幼、病、弱者食用。菠菜中的酶還會促進胃和胰腺的分泌功能，極適合高血壓和糖尿病患者食用，尤其是菠菜根，糖尿病患者食用更佳。此外，電腦工作者、愛美的人和便祕、貧血、壞血病患者、皮膚粗糙者以及過敏者等，更應該多食用菠菜。

但菠菜中的草酸和鈣鹽結合後會形成草酸鈣結晶，使腎炎病人的尿色出現渾濁，也會增加管型及鹽類結晶的數量，因此，腎炎和腎結石者不宜食用菠菜。同時，腸胃虛寒腹瀉的人也不宜食用。

此外，菠菜中的草酸和鈣結合後形成的草酸鈣還會影響人體對鈣的吸收，所以菠菜最好不要和含鈣比較多的豆類及木耳、蝦米、海帶等同時烹調。菠菜在烹煮的時候可以先用熱水略燙一下，這樣就能去除大部分的草酸。尤其是與豆腐同煮的時候，更要先用沸水汆燙。

菠菜可以炒，可以拌，可以燒，也可以煮湯和當配料，在食用時根據自己的口味和喜好烹調就行。

西洋芹中含有豐富的水分、蛋白質、脂肪、維生素、碳水化合物和纖維素，以及鈣、鐵、磷、鉀等微量元素，味甘、苦、性涼，具有平肝清熱和除風利溼的功效。對高血壓、眩暈頭痛、面紅目赤、血淋和癰腫等症有很好的療效。

西洋芹中還含有酸性的降壓成分，對原發性和妊娠性及更年期的高血壓都有很好的療效；西洋芹中的鹼性成分有安定的作用，能夠消除煩躁、安定情緒；西洋芹有利尿的作用，對消除體內鈉瀦留和治療乳糜尿有顯著的效果；西洋芹在消化過程中會產生一種木質素，它有抗氧化的作用，能夠抑制腸內細菌產生的致癌物質，還能加快糞便的運轉，減少致癌物質和結腸黏膜的接觸，以達到預防結腸癌的效果；由於西洋芹中含有較多的鐵，因此可以補充婦女經期血的損失，也可以起到養顏的作用，還能使頭髮黑亮，目光有神。

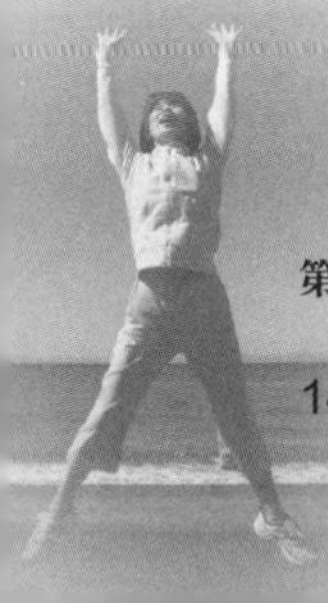

西洋芹適合大部分人食用，但因其性涼，脾胃虛寒、腸滑不固者就不宜食用，此外血壓偏低和婚育期間的男士也應該少吃。

西洋芹葉中所含有的維生素和胡蘿蔔素比莖中要多，在食用的時候最好不要將嫩葉扔掉。烹煮前將西洋芹用沸水略汆燙，不僅使顏色更加翠綠，還能減少油脂對西洋芹的「入侵」時間，使蔬菜更容易炒熟。

西洋芹的食用方法也有很多，可以涼拌，可以炒熟，也可以煮湯、醃漬和速凍等。

女性的最佳蔬菜

衰老是女人的大敵，除了菠菜和西洋芹具有抗衰老和美容的作用之外，以下幾種蔬果也具有同樣的效果：

花椰菜

也叫菜花，其中含有豐富的維生素、胡蘿蔔素和礦物質，能夠啟動分解致癌物的酶，減少惡性腫瘤的發燒，對防癌、抗癌有很好的效果，還能提高細胞的免疫功能。尤其是胃癌、腸癌和乳腺癌的患者，更應該多吃花椰菜。

花椰菜烹調的時間不宜太長，可以先用熱水汆燙過。花椰菜不宜和黃瓜同食，因為黃瓜中的分解酶會破壞花椰菜中的維生素C，做的時候可以將兩者分別炒熟後再放一起。

草莓

草莓中含有胡蘿蔔素、果糖、葡萄糖、檸檬酸、蘋果酸、維生素及礦物質鈣、鎂、磷、鐵等，具有潤肺生津、健脾利尿、消暑止渴的功效。草莓對腸胃道和貧血有滋補作用，可以預防壞血病、防治動脈硬化和冠心病，其中的鞣酸也具有防癌的作用。

草莓一般人都可以食用，尤其是風熱咳嗽、咽喉腫痛和聲音嘶啞的人，以及夏季煩熱口乾和腹瀉的患者，還有鼻咽癌、喉癌、肺癌、扁桃腺癌患者。但尿道結石、痰溼內盛和腸滑便瀉者不應該多食。

香菜

香菜中含有豐富的蛋白質、脂肪、維生素、碳水化合物和鈣、鐵、磷等營養物質，中醫認為，香菜性溫香竄，內通心脾，外達四肢，是溫中健胃養生的食品。日常食用可以消食下氣、有壯陽助興的功效，比較適宜寒性體質的人。胃功能較弱的人食用也可以用來治療胃脘冷痛和消化不良等症狀。

因為香菜性溫，所以麻疹已透或者未透出而熱毒壅滯者不宜食用。此外，患有口臭、狐臭、齲齒、胃潰瘍的人也要少吃香菜。

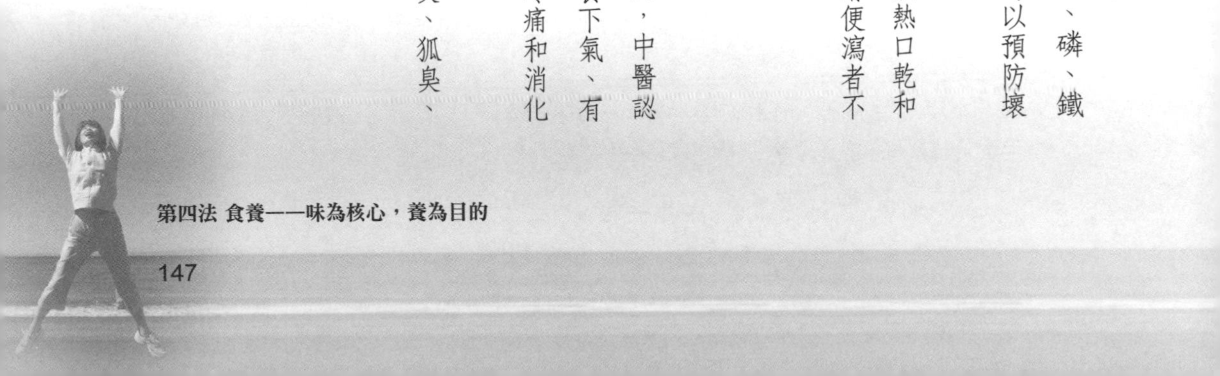

美國最長壽總統福特：早餐吃水果

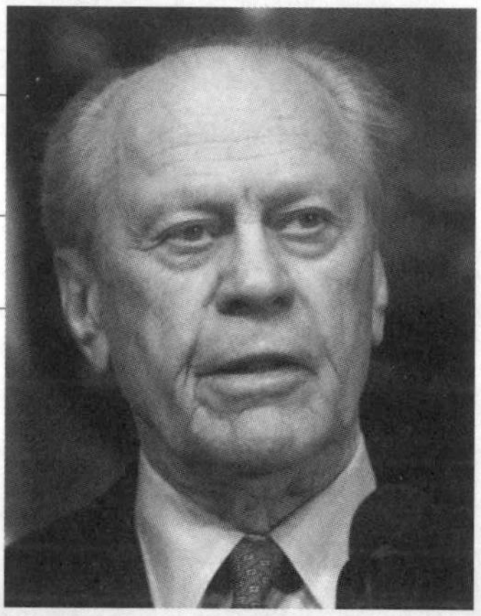

貴族小檔案

姓　　名：傑拉爾德．福特

性　　別：男

生卒年月：西元1913年6月14日～2006年12月27日。

出 生 地：美國內布拉斯加州奧馬哈市。

生平簡介：小時候福特的父母離異，福特也就隨了繼父的姓，改名為傑拉爾德．福特。

先畢業於密西根大學，後又從耶魯大學法學院畢業。在密西根大學讀書時，福特還是該校的橄欖球明星。

1942年～1946年，福特在美國的海軍預備隊服役，曾隨著美軍的航母駐守在太平洋上。

1948年11月2日，福特當選為美國眾議員，開始步入政壇。

1973年，在副總統斯皮羅．阿格紐辭職後福特接任，成為美國的副總統。

1974年8月9日，尼克森總統因為「水門事件」被迫辭職，福特「遞補」為美國第38任總統。在美國所有的總統中，福特的上臺方式是最特殊的，沒有經過選舉，因此也有人稱他為「意外總統」。

在任職期間，福特無條件釋放了前總統尼克森，並遭遇過兩次暗殺，結果都是虛驚一場。

2006年12月27日，福特逝世，享年93歲又166天，超過了羅納德．雷根的93年又120天，成為了最長壽的美國總統。

養生法則：早餐吃水果、游泳、網球、高爾夫球。

2006年的11月12日，福特在他發表的聲明中說道：「與一個人生命的長短相比，家人和朋友的關愛更重要。感謝上帝的恩賜，讓我每天看到日出，感謝祂這麼多年來一直保佑我、妻子貝蒂、孩子、親人和生命中的朋友。」此時的他已經超越了雷根成為美國歷史上最長壽的總統了。

福特從小就很有運動天賦，尤其喜歡橄欖球、籃球和田徑。高中的時候，憑藉自己在橄欖球上的天賦，福特進入了密西根大學，並在畢業後加入了職業橄欖球隊，還一度當過橄欖球教練。正是因為對運動的熱愛，才使福特從小就擁有了一個非常健康的身體。

在飲食上，福特也是非常注意，尤其是他的早餐。美國博物館的館長丹．豪洛威，是和福特相識11年的老朋友。2006年在接受中國記者採訪的時候，他說：「福特對食物非常地仔細，以前在白宮的時候，他的早餐通常都是吃一些水果和鄉村乳酪，那是一種很特殊的乳酪。對於自己吃什麼、喝什麼，他通常都是非常小心謹慎的。」眾所周知，美國是速食食品最發達的國家，在談到這個問題時豪洛威說：「福特還比較喜歡吃漢堡。你知道，在美國總統中，柯林頓是出了名的喜歡吃麥當勞和速食食品。不過，福特可不是這樣的。」

此外，福特對游泳也是情有獨鍾，在白宮時每天都要起個大早去游上一圈。對此，豪洛威回憶說：「福特是個很喜歡體育運動的總統。他住在白宮的日子，特別喜歡打網球、打高爾夫球還有游泳。在白宮，他有一個很大的游泳池。這個游泳池是前任總統留下來的。每天早上大概6點半左右，福特就早早起床，然後稍做準備就去泳池，他會在泳池裡游45分鐘左右，大概能游個2英里左右。然後他會洗個澡，去吃早餐，從8點開始一天將近12小時的工作。卸任總統後，他還

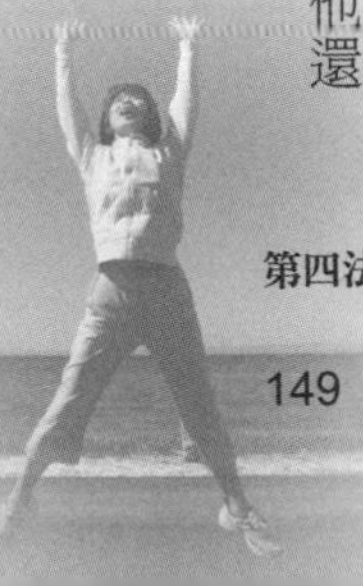

保持了自己的游泳習慣，上了90歲以後，他的運動量減少了，但還在家裡堅持游泳。」

卸任之後，福特總統的生活變得非常平淡，通常都是和家人待在家裡，享受家庭的歡樂，沒有重要的事情是從不拋頭露面的。福特的性格並不張揚，因此在他在任期間也沒有取得多少顯要的政績，倒是他的長壽，成了美國所有總統中最耀眼的光環。歸結起來，這和他對日常飲食的注意，尤其是對水果的偏愛，以及大量的運動是分不開的。

這樣養生好處多

水果含有豐富的維生素和膳食纖維，口感好、風味佳，非常適合生食。維生素對人體的生理功能起著很重要的作用，但它在加溫烹調的過程中很容易被破壞，尤其是維生素C，對溫度更加敏感。而水果只需要生食就可以了，這樣就大大減少了維生素的損失，彌補了蔬菜和肉類的不足。所以每餐吃一點水果，對提高食物的營養是非常有幫助的。

早上吃水果則能起到更加顯著的效果。早上剛起來的時候，腸胃道裡的食物已經消耗殆盡，維持人體新陳代謝所需的營養物質也開始匱乏，此時如果人體的能量得不到即時補充的話，就會對工作和生活產生影響，出現注意力不能集中、思維遲鈍等現象，影響工作的效率。「早餐要吃好，午餐要吃飽，晚餐要吃少」是我們的傳統說法，早餐攝取的熱量應該佔全天的30%，一頓營養充足的早餐包括麵包、粥、肉類、雞蛋、牛奶、蔬菜和水果，其中水果是必不可少的，因為其中的膳食纖維具有「清道夫」的效果，能有清除腸壁上有害物質的作用，能夠預防腸道腫瘤，還能調節和改善血糖血脂，提高人體的免疫能力。所以說，早上吃一點水果對人體的健康是非常重要的。

早餐吃水果還可以促進消化，增加營養物質的吸收。此外，早餐增加一份水果在補充營養的同時，也可以讓身體的能量維持到中午，不至於使午餐出現大量進食的情況，對那些想減肥的朋友是很有幫助的。

水果中的營養和其他食物混合之後，就會變成酸性物質，對消化和吸收造成影響，出現胃酸和脹氣的情況，甚至變成脂肪。因此，早上空腹吃水果更利於維生素的吸收，但一個蘋果不足以供給一上午的能量，除了需要多吃一點水果之外，也可以選擇在吃完早餐後二十分鐘再吃水果，或者是先吃水果，一小時後再吃早餐。

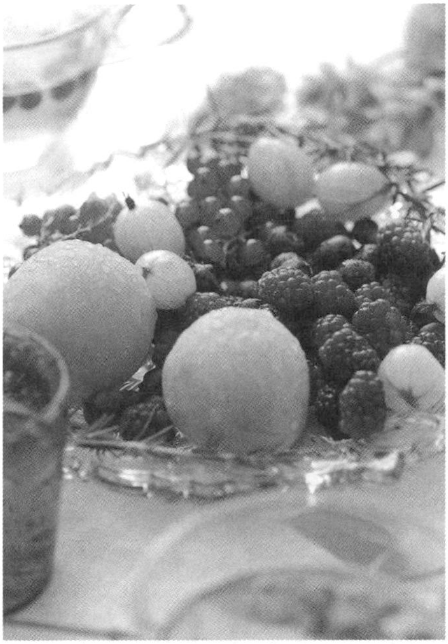

水果是人們日常生活中不可缺少的食品，水果中富含的營養成分可以讓我們生活得更加健康。

其實水果只要不一次吃太多，是不用擔心會出現胃酸過多的問題，比如一份10克橘子等，是不會對胃造成傷害的。但水果原汁中的酸性物質比水果多出很多，在榨汁的過程中又破壞了纖維素，因此不宜用榨汁來代替水果。此外，雖然吃水果有益健康，但也有一些水果是不適宜空腹食用的，例如以下幾種：

香蕉

香蕉中的鎂含量較多，空腹大量食用會導致血液中的鎂急劇升高，使鎂和鈣的比例失調，抑制心血管的功能，危害健康。

番茄

其中的果膠和可溶性收斂劑等很容易和胃酸發生反應，結成塊狀物，堵塞胃的出口，對胃造成過大的壓力而出現脹痛的情況。

橘子

橘子中的糖分和有機酸含量較多，空腹食用易對胃黏膜產生刺激，使身體出現不適。

柿子

柿子中的果膠、鞣酸、柿膠酚和鞣紅素等有很強的收斂作用，和胃酸結合後就會形成硬塊，對胃造成堵塞，嚴重的還會導致胃柿結石症。

山楂

山楂中的酸有消食行氣的作用，但在空腹的狀態下食用就會增加飢餓感，使胃病加重。

最佳水果早餐

水果的營養價值非常豐富，越來越受到人們的喜愛。下面介紹幾種用水果做的早餐，對身體健康會有很大的幫助：

草莓薏仁優格

原料：草莓、薏仁、優格各適量。

做法：將薏仁煮沸呈濃稠狀，放入冰箱備用；將草莓洗淨切半，放入盤中；淋上薏仁和優格即可食用。

功效：去毒美白。

鳳梨苦瓜汁

原料：鳳梨和苦瓜各一個，蜂蜜適量。

做法：將鳳梨洗淨去皮切成塊狀，放入果汁機中；將苦瓜洗淨，去籽切成塊狀，放入果汁機中和鳳梨一起打汁；最後將打好的果汁過濾後加入蜂蜜即可。

功效：清肝解毒，美白肌膚。

木瓜燉乳酪

原料：木瓜、蛋白、鮮奶、冰糖、醋各適量。

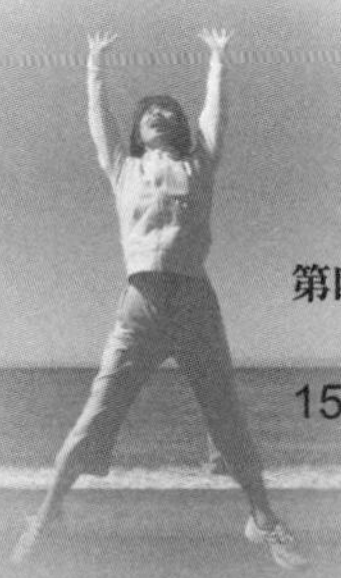

做法：將木瓜切開取出果肉，放入果汁機中打成碎塊；將鮮奶煮沸，再放入冰糖煮至溶化，放涼；將蛋白攪拌均勻，加入牛奶和醋後再次拌勻，放入小碗中用大火隔水蒸煮半小時，煮成乳酪狀；將木瓜淋在乳酪上，加入蜂蜜即可食用。

功效：抗氧化、抗衰老，豐胸美白。

鐵娘子柴契爾：
多喝水也能養生

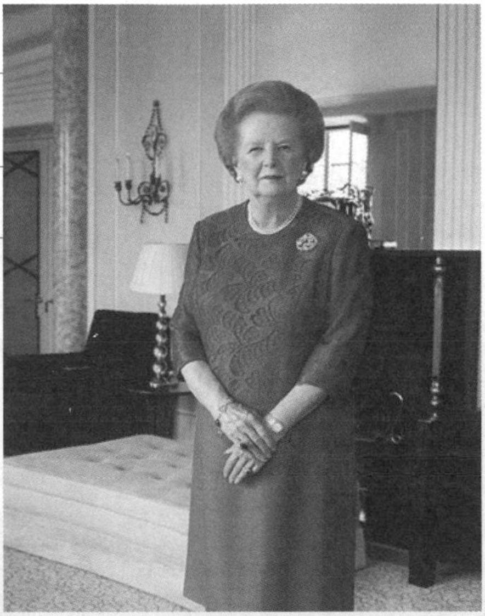

貴族小檔案

姓　　名：瑪格麗特．希爾達．柴契爾

性　　別：女

生卒年月：西元1925年10月13日～至今。

出 生 地：英國林肯郡格蘭瑟姆市。

生平簡介：1943年進牛津大學薩默維爾女子學院，大學時參加保守黨，並擔任牛津大學保守黨協會主席。

1959年當選為保守黨下院議員。1961年任年金和國民保險部政務次官。1970年任教育和科學大臣。1975年2月當選為保守黨領袖。

1979年5月3日保守黨大選獲勝，柴契爾夫人出任首相，成為英國歷史上第一位女首相。她上臺後進行大刀闊斧的改革，對英國的經濟和政治產生了很大的影響。

1983年6月和1987年6月連任首相。1990年11月辭去首相職務。1992年6月被封為終身貴族。

養生法則：按時起居、控制飲食、多喝水。

現年已經80多歲的柴契爾夫人，精神矍鑠，身體硬朗，皮膚看起來依舊十分光亮。而她的養生小祕訣竟然是我們日常最常見的水！

柴契爾夫人認為水分對人體是非常重要的，她每天都要喝大量的水，這樣不僅能夠補充身體內部器官的活動用水，同時還有美容的作用。科學證明，人體無時無刻都在消耗著大量的水分，假如體內水分缺失的話，就會對器官的生理活動造成影響，甚至是出現健康問題。況且人體內的水分還會保存在皮膚表層，進而使皮膚更加光澤，起到美容的作用。

另外，柴契爾夫人還是一個對生活非常熱愛的人，她認為只有對生活的熱愛和健康的生活方式才能達到養生保健和延年益壽的效果。她心胸開闊、豁達大度，總是用輕鬆愉快的心態來對待生活。此外，柴契爾夫人對飲食也是非常注意，她每天早上6：30準時起床，洗漱之後看完報紙就開始用餐。柴契爾的早餐非常簡單，通常是一片麵包再加上一杯橘子汁或咖啡。至於午餐和晚餐，除了麵包之外就以新鮮的蔬菜為主，偶爾葷素搭配。柴契爾夫人到了80多歲依然精神矍鑠，她認為這絕大部分的原因都是因為自己能夠克制飲食。

柴契爾夫人很注意對自己體重的控制，但從不絕食。在擔任英國首相期間，因為經常要參加各式各樣的國宴，在應酬中就難免會比平時吃得多。這樣回到家裡以後，柴契爾就會少吃一頓飯，或者喝一點果汁來代替食物。

這樣養生好處多

水是生命之源，人體的70%都是由水分組成的，水對人體的生理活動有非常重要的影響。因此，一個人每天的飲水就必須和體內水分的消耗保持平衡，這樣才能保持身體的健康。大體來說，一個人每天的飲水量應在1,500毫升左右，也就是差不多8杯的量。水是構成細胞和體液的重要組成部分，直接參與人體的新陳代謝，能夠調節體溫，也有潤滑的作用。具體來說，水分對人體所產生的影響，主要表現在以下幾個方面：

利尿

水分可以使輸尿管和膀胱更加暢通，通常飲下後15~30分鐘左右就能起到利尿的作用。同時，它對結石也有一定的防止功能，還能避免細菌造成的感染。

排毒

食物中含有大量的動物蛋白質和鹽分，這些物質進入人體後透過分解代謝會產生一些毒性物質，而飲水有利尿的作用，透過排尿就可以將這些毒素排出體外。

利便

經常飲水能對腸胃進行即時的清理，避免大便的淤積乾結，同時也能刺激腸胃的蠕動，促進排便，對預防習慣性便祕也有一定的功效。

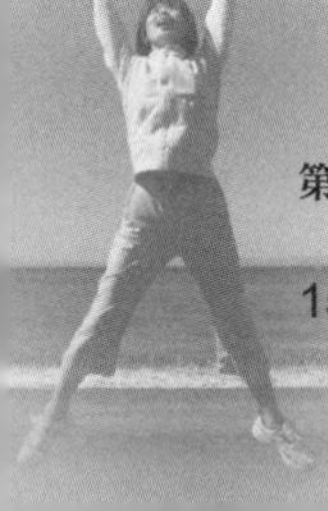

調節體溫

當呼吸或者出汗的時候，人體就會消耗一定的水分。比如在夏天的時候排汗可以帶走身體的部分熱量，進而降低體溫，避免中暑。而在冬天水分能夠儲備一定的熱量，也不至於因為外界溫度過低而導致體溫明顯的下降。

潤滑

當皮膚缺水的時候，就會失去彈性而變得乾燥，水分有滋潤皮膚的作用，使皮膚保持光澤。體內的其他一些漿膜液和關節囊液也能夠減少器官之間的摩擦，眼淚和唾液等也有潤滑的作用。

預防高血壓和動脈硬化

一般人在晚餐的時候會攝入一些氯化鈉，而在第二天起床後喝一杯溫開水就可以將這些氯化鈉排出體外，所以，經常飲水就能對高血壓和動脈硬化有一定的預防作用。

預防心絞痛

體內的水分在夜間時會隨著尿液、汗液和呼吸消耗很多，血液的黏稠度就會增高，血管腔也會隨之而變窄，使冠狀動脈對心臟的供血發生不足甚至是閉塞的狀況。而水分能夠降低血液的黏稠度，使血管得到復原和擴張，進而避免心絞痛和心肌梗塞的狀況發生。

美容

水分能夠滲透到人體的每一個細胞裡，使皮膚變得更加嬌柔細嫩。同時，水分還能促進人體的新陳代謝，達到美容的效果，尤其是在入睡和沐浴之前喝一杯水，效果更佳。

水對人體的健康非常重要，對患有膀胱炎、便祕、中暑和皮膚乾燥等病的人來說，多喝水對病情有舒緩作用；對感冒的人來說，水分能夠促使身體散熱，使體力更快恢復。尤其是對於懷孕期的婦女和大量運動之後的人來說，經常喝水更能補充體內缺失的水分。

但並非所有的人都適合大量飲水，比如患有心臟病、腎臟衰竭和浮腫的人，水喝得太多會使心臟和腎臟的負擔加重，進而造成病情的惡化。如果人體攝入的水分超過了腎臟的排出能力，還可能引起「水中毒」的現象，表現為頭昏眼花、虛弱無力和心跳加快等，嚴重者還會導致昏迷、痙攣和意識障礙等。

科學飲水才養生

飲水也是需要一定常識的，現在很多人往往都是等到渴得不行了才想起來去喝水，而且都是大口大口地喝，這樣對身體反而危害更大。要做到正確飲水，還需要注意以下幾個方面：

喝水的時候若太急，容易把空氣一起吞嚥下去，導致打嗝或腹脹。所以在喝水時，應該將水含在嘴裡慢慢地吞下，尤其是腸胃比較虛弱的人，更應該慢飲。同時要注意一次不能喝太多，可以先稍微喝上一點，過半小時左右再喝。

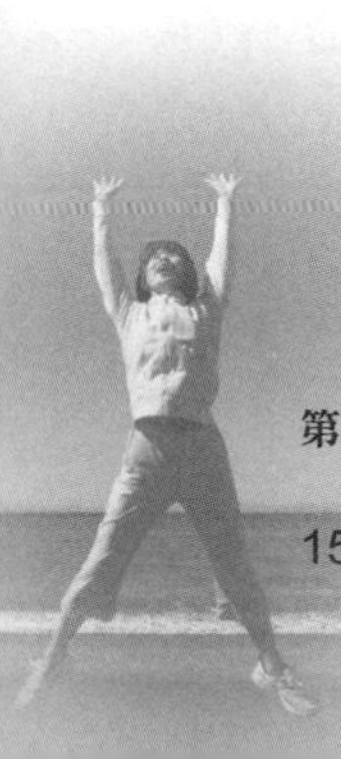

有很多人都是等到渴了的時候才想起來喝水，這樣就會造成體內缺水或者一次攝入的水分過多。正確的方式應該是在兩餐之間要適量的飲水，也可以每隔一小時就喝一杯。同時也可以根據尿液的顏色來判斷是否缺水，人的尿液是淡黃色的，顏色過淺就說明飲水過多，顏色偏深的話則是缺失的症狀了。

入睡之前要少喝水，否則會使眼皮出現浮腫，或者夜間頻尿，降低睡眠的品質。此外也要注意多喝開水。水在煮沸後，可以蒸發掉其中的氯氣和一些有害物質，常喝生水的話會增加罹患直腸癌和膀胱癌的機率。放置時間太久的開水也要少喝，因為其中的礦物質遭到破壞，並且還可能會滋生亞硝酸鹽等有害物質，引起亞硝酸鹽中毒的現象。所以，開水一定要喝新鮮的。

早晨不宜喝太多水，否則會對胃造成影響，不利於早餐的進食，最好是控制在200～400毫升左右，而且也要以白開水為宜。

最後，喝水也要注意時間，一般來說，以下4個時間是飲水的最佳時機：

起床後，這時候體內的血液正好處於缺水的狀態；

上午8點～10點，此時飲水可以補充工作期間水分的流失；

下午3點左右，這也是一般人們飲茶的時機，對補充體內水分非常必要；

入睡之前，適量飲水可以降低血液的黏稠度，對血管起到擴張作用。

著名影星奧黛麗・赫本：
從不吃垃圾食品

貴族小檔案

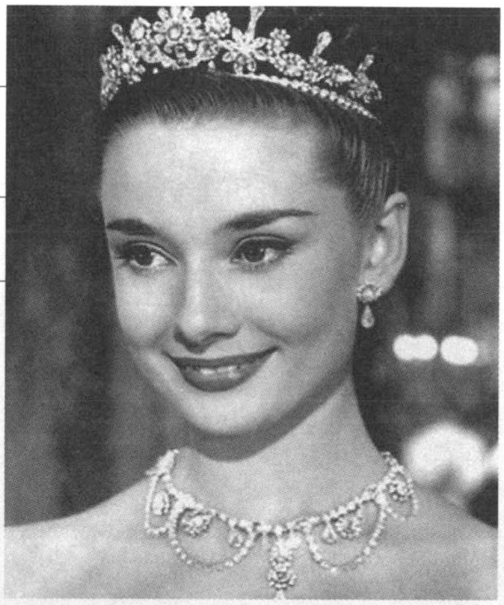

姓　　名：奧黛麗・凱薩琳・赫本・羅斯頓

性　　別：女

生卒年月：西元1929年5月4日～1993年1月20日。

出 生 地：比利時布魯塞爾。

生平簡介：奧黛麗・赫本的父親是英國的一位銀行家，母親是荷蘭貴族的後裔，家譜可以追溯到英王愛德華三世。

赫本從小就開始學習芭蕾舞，當父母離異後她隨著母親來到了荷蘭，後來荷蘭被納粹佔領，赫本的生活也陷入了貧困之中。

二戰時，赫本曾經祕密地為荷蘭的地下游擊隊工作，16歲的時候成為一名志願護士，後來由她主演的電影《盲女驚魂記》的導演特倫斯・楊就是在她的照顧下康復的。

二戰後，赫本和母親來到了英國，參加了一些音樂劇的演出。1951年，她首次在電影《天堂笑語》中露臉，開始了自己的電影之路。

隨後，赫本參與了《金粉世界》和《羅馬假期》的演出，並憑藉在《羅馬假期》中的精彩演技獲得了1954年奧斯卡最佳女主角獎。

赫本的一生只演出了26部電影，卻獲得了數不清的榮譽和各種獎項，更是帶動了世界女性追隨她的服飾以及裝束的潮流。至今，她的美麗活潑和獨具魅力的微笑仍然活躍在世人的心中。

養生妙語：我的胃口很好，什麼都吃，但是一旦吃飽了，胃部會像閘門關掉一樣，我就停止進食。我的飲食豐富，想吃什麼就吃什麼。我不喜歡吃零食和垃圾食品，但是在正餐中就胃口大開，喜歡吃什麼就吃什麼。

經歷過懷孕和心臟病的赫本，仍然保持著清瘦而高挑的身材，身高170公分的她體重只有40多公斤而已，這一切都得歸功於她的日常飲食。赫本的飲食非常簡單，她每天都吃新鮮的蔬菜和水果，並且從來不加太重的調味料，尤其絕不吃太油膩的食物。但她卻從不節食，能夠保持苗條的身材正是因為她健康的飲食和先天的遺傳因素。

赫本在接受採訪的時候曾經說過：「我的體內似乎有一個天平。我的胃口很好，什麼都吃，但是一旦吃飽了，胃部會像閘門關掉一樣，我就停止進食。我的飲食豐富，想吃什麼就吃什麼。我不喜歡吃零食和垃圾食品，但是在正餐中就胃口大開，喜歡吃什麼就吃什麼。在經歷了飢餓的痛苦後，你就不會因為牛排燒得太老而拒絕食用。」

她的好友奧黛麗．懷德在回憶赫本的時候說道：「我還記得那天是在黎明的時候，赫本看到我正在狼吞虎嚥地大嚼髮型師給我帶來的熱麵包，她表現得非常驚訝。她當時吃的是粗糧鬆餅和一杯熱牛奶。她立刻放下手中的鬆餅來教育我這個不懂得營養的人。她當時的舉動可愛極了。因為這樣的食物不會令她長出多餘的脂肪，而她多需要一點脂肪啊！」

每個人到最後都會衰老的，對此赫本看得非常開，她

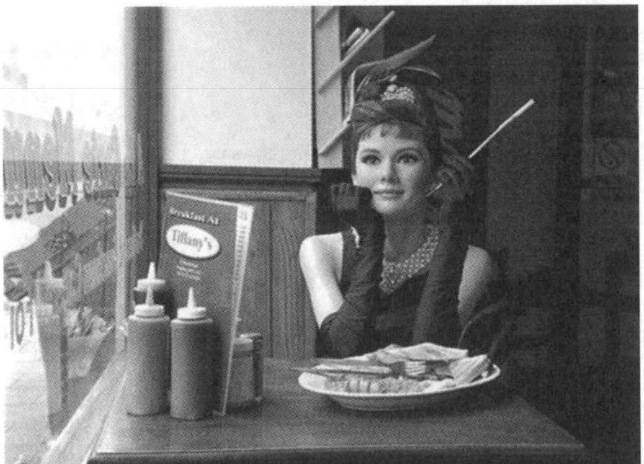

2008年6月18日，已故女星奧黛麗．赫本的蠟像進駐英國杜莎夫人蠟像館，再現了《第凡內的早餐》中的經典場景。

說：「隨著年齡的增長，你能感到身體的變化，但是你一定要接受這樣的變化，因為每個人都會經歷這個階段。要告訴自己沒有人永遠活在18歲，否則你就會在某天發現自己的皺紋和白髮時徹底崩潰。我並不懼怕衰老，我只是希望不要變老，因為我熱愛生命。當然我會盡可能保持外表的年輕，在這方面，我也有女人的虛榮心。人人都喜歡更年輕些，擁有更多的時光。但是年老也有好處，你不必再承受年輕時的壓力和緊張。如果我現在20歲，我肯定不會如此安祥地交談，因為我必須要闖天下、見世面、證明自己的能力、尋找生存的空間。我可不能在瑞士家中的蘋果樹下盡情享受休閒時光。」

「我不願永遠做一個十幾歲的少年。」這就是赫本對待生命的態度。她的一生並不算長，但卻始終能夠保持著健康而苗條的身材，應該說這和她的飲食是有著很大關係的。不節食，但拒絕垃圾食品，這就是她保持美麗的最大祕訣。

這樣養生好處多

垃圾食品指的是在經過炸、烤、燒等加工之後，使營養物質部分甚至完全喪失，或者是加工的時候添加一些過量食用會在人體內形成有害物質滯留的食品，它除了能為人體提供一些熱量之外，沒有其他的營養物質。世界衛生組織據此公佈了十種垃圾食品如下：

①油炸食品。

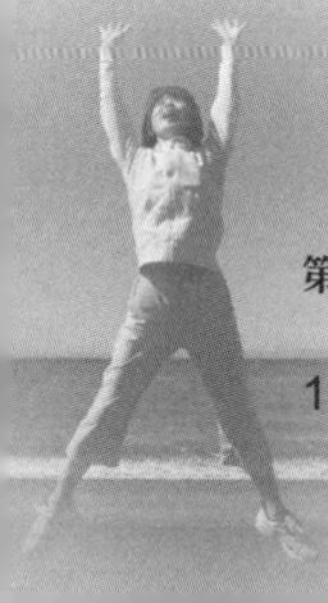

代表食物：油條、油餅、洋芋片。

垃圾標籤：致癌物質丙烯醯胺、導致心血管疾病的明礬。

危害：油炸食品中的油，在反覆使用之後會產生過氧化致癌物質，常吃這類食品的人發生癌症的機率遠遠高於不吃或者少吃的人群；油炸食品中的明礬是一種含鋁的無機物，會對大腦和神經細胞產生毒害，導致心血管疾病；油炸食品中過高的油脂和氧化物也會造成肥胖，導致高血脂和冠心病。

②醃製食品。

代表食物：鹹菜、酸菜、鹹豬肉、鹹蛋。

垃圾標籤：致癌物質亞硝酸鹽、大量微生物、危害腸胃。

危害：這類食品在醃製的時候會放入大量的鹽，加工時就會形成亞硝酸鹽，亞硝酸鹽進入人體後又會形成致癌物質亞硝胺，導致鼻咽癌等惡性腫瘤；食物在醃製時還會被大量的微生物污染，造成鼻咽炎和口腔潰瘍等，危害腸胃的健康。

③罐頭食品。

代表食物：水果罐頭及魚、肉罐頭。

垃圾標籤：破壞維生素、熱量高營養低、導致老年癡呆症。

危害：罐頭食品在加工時營養素會遭到嚴重的破壞，尤其維生素幾乎更是損傷殆盡，其中的蛋白質也會發生變質，影響吸收；罐頭中含量的糖分較高，被人體吸收後就會導致血糖的上升，加重胰腺的負擔，還可能導致肥胖。

④加工的肉類食品。

代表食物：臘肉、燻肉、魚乾、肉乾、香腸。

垃圾標籤：防腐劑、增色劑；導致鼻咽癌、高血壓等。

危害：這類食品中同樣含有亞硝酸鹽，易導致癌症；加工時添加的防腐劑和增色劑等，會加重肝臟的負擔；過多的鹽分還會造成血壓的波動，損害腎臟的功能。

⑤肥肉及動物內臟食品

代表食物：肝、大腸、肺。

垃圾標籤：飽和脂肪酸、膽固醇。

危害：此類食品中的飽和脂肪酸和膽固醇的含量都比較高，是導致心臟病的重要因素，大量食用會增加罹患心臟病和惡性腫瘤的機率。

⑥奶油食品。

代表食物：蛋糕。

垃圾標籤：高脂肪、高糖分。

危害：這類食品中糖分和脂肪的含量都比較高，長期食用會使血脂和血糖上升，危害胃的功能；很多人在食用後會出現反酸和燒心的情況，飯前食用還會降低食慾。

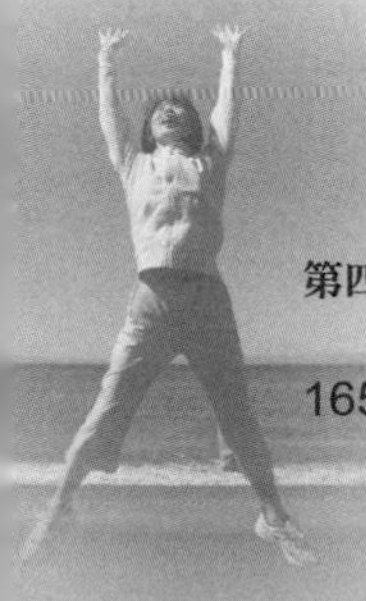

⑦泡麵。

代表食物：速食麵、即食米粉。

垃圾標籤：高鹽分、防腐劑、香精。

危害：此類食品屬於高鹽、高脂、低維生素、低礦物質的食物，過高的鹽分會加重腎的負擔，導致血壓上升，其中的反式脂肪會危害心血管，防腐劑和香精還會對肝臟功能造成損害。

⑧燒烤食品。

代表食物：羊肉串、鐵板燒。

垃圾標籤：致癌物三苯四丙吡、導致蛋白質碳化變質。

危害：燒烤食品中的三苯四丙吡進入胃後，和胃黏膜接觸，有導致胃癌的風險；加工過程中的污染等情況也會導致寄生蟲過多等，加重肝臟的負擔。

⑨冷凍甜點。

代表食物：冰淇淋。

垃圾標籤：高奶油、高糖分。

危害：此類食品中的糖分和脂肪含量都比較高，長期食用很容易引起肥胖，也會對正餐造成影響，導致營養不均衡的狀況發生。

⑩水果乾、蜜餞類食品。

代表食物：水果乾、話梅、蜜餞。

垃圾標籤：亞硝酸鹽、高鹽分、防腐劑、香精。

危害：此類食品在加工時會破壞其中的維生素C，大量的防腐劑和香精也會對健康造成危害，尤其是話梅中的鹽分，長期食用可能導致高血壓。

健康食品推薦

上面列舉的垃圾食品中，很多人可能每天都會吃到，絕對不吃是一件不可能的事情，我們能做的就是盡量少吃。此外，也可以選擇用一些健康食品來代替這些垃圾食物，世界衛生組織就公佈了一些最佳的健康食品：

最佳蔬菜：紅薯、蘆筍、高麗菜、芹菜、茄子、花椰菜、甜菜、金針菇、胡蘿蔔、大白菜、薺菜、芥蘭菜、雪裡紅。

最佳水果：木瓜、草莓、芒果、橘、柑、杏、奇異果、柿子和西瓜。

最佳肉類：鵝肉、鴨肉、雞肉、新鮮魚、蝦類。

最佳湯類：雞湯，尤其是母雞湯。

最佳食用油：玉米油、米糠油、芝麻油、橄欖油、花生油。

最佳護腦食物：菠菜、南瓜、韭菜、番茄、彩椒、蔥、胡蘿蔔、豌豆、花椰菜、青江菜、蒜苗、芹菜等蔬菜，核桃、開心果、花生、松子、杏仁、腰果、大豆等殼類食物，以及糙米飯、豬肝等。

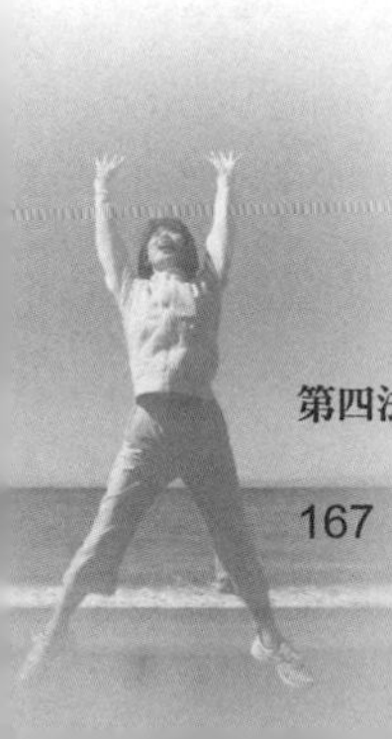

法國國王路易十五：
咖啡也養生

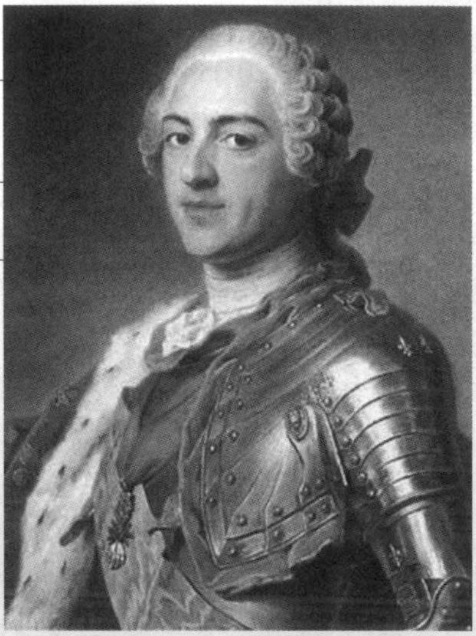

貴族小檔案

姓　　名：路易十五

性　　別：男

生卒年月：西元1710年2月15日～1774年5月10日。

出 生 地：法國巴黎凡爾賽宮。

生平簡介：路易十五是太陽王路易十四的曾孫，他的父親是太陽王的孫子勃艮第公爵。

小時候，他的父親和哥哥相繼因麻疹喪命，自己也被感染，結果倖免於難。5歲那年，他登基成為法國國王。

路易十五統治法國將近60年，在執政的早期，他推動法國大學創建物理部門和機械部門，受到了人們的熱愛。

但在後期，他的宮廷生活十分糜爛，他也無力改革法國君主制和在歐洲的綏靖政策，逐漸地失去了人民的支持。

養生法則：咖啡。

咖啡最早起源於阿拉伯地區，在1615年由威尼斯的商人帶到了歐洲。剛傳到歐洲的時候，咖啡遭到了頑固的天主教徒的強烈抨擊，一度被列為禁品，被指責為「異教徒的飲料」。後來這件事驚動了羅馬教廷，教皇在親自品嚐之後，欣喜地說道：「就算是異教徒的飲料，咖啡也太美味了。如果這種飲料讓異教徒獨佔就太可惜了！」從此，天主教徒才可以正式地飲用咖啡。

法國國王路易十五對咖啡的喜愛簡直到了癡迷的程度，雖然他在執政上荒淫無道，但他對咖啡的酷愛卻促進了它的快速流傳和發展。路易十五平時總是自己煮咖啡，他對咖啡的品種和種植很有研究，為此他還選擇了一些最好的咖啡種子在自己的花園裡種植，每年都可以收穫6磅的咖啡豆。

採摘下來的咖啡豆，路易十五都要親自烘焙加工，然後盡情地享用。他對咖啡非常地講究，在他看來，熬煮的最理想咖啡就要像魔鬼一樣黑，像天使一樣純潔，像地獄一樣滾燙，像愛情一樣甜蜜。

著名的藍山咖啡，也是在路易十五的推動下才得以大規模種植的。1917年，路易十五下令開始在牙買加種植咖啡。直到今天，那裡仍是藍山咖啡的三大產區之一。

路易十五的一生都對咖啡鍾愛有加，飲用咖啡成了他日常生活的最大享受，也給了他一副健康的身體。然而1774年，路易十五還是沒有逃過疾病的折磨，最終因患上了天花而死。

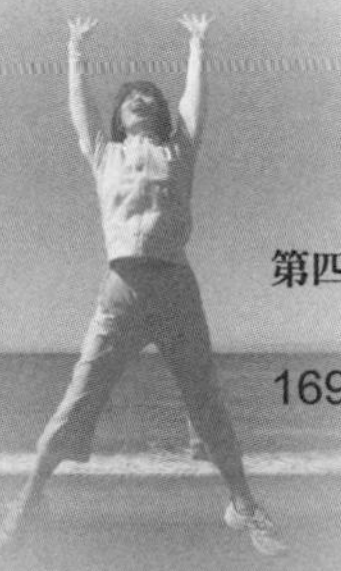

這樣養生好處多

現在，喝咖啡已經成了一種非常時尚的生活方式，它所具有的提神醒腦的獨特作用成為了人們最喜歡的一種休閒食品。再加上醫學界關於咖啡能夠促進人體健康的研究，更是加深了人們對咖啡的喜愛。

具體來說，咖啡所具有的養生作用主要表現在以下幾個方面：

①抗氧化作用。人體內的自由基是動脈硬化、肺氣腫、中風等眾多疾病的發病主因，自由基的含量過多就會對身體的新陳代謝產生影響，對細胞產生破壞的作用，而咖啡中含有的豐富的咖啡酸、咖啡因和綠原酸等成分，能夠有效的抑制自由基，預防疾病的發生。

②保護心臟血管的功能。咖啡的抗氧化作用除了能夠溶解血液的凝塊和阻止血栓的形成外，還能夠增強血管的收縮，抑制血管擴張，同時也能夠使心肌的收縮能力得到增強，促進血液的循環，對心血管疾病有一定程度的預防作用。

③控制體重。咖啡中所含的咖啡因可以加速人體內熱量的消耗，使脂肪更快地分解，進而起到減肥的作用。

④提神醒腦。咖啡因會對大腦的中樞神經系統產生刺激，使大腦清醒的時間得到延長，注意力更加集中，思維也更加敏銳和清晰。

⑤預防膽結石。咖啡因會刺激膽囊的收縮，減少膽汁內膽固醇的含量。同時，咖啡中的單寧酸具有收斂性，能夠達到止血和防臭的作用。研究人員發現，每天喝2~3杯咖啡，膽結石的發病率就會低於40%。

⑥促進消化。咖啡因會對交感神經產生刺激作用，增加胃液的分泌，尤其是在飯後適量的飲用，可以起到促進消化的作用。

⑦提高身體的敏捷度。在運動的時候，咖啡因的作用會降低運動閥值，進而提高身體的敏捷度。

⑧抗憂鬱。適量的飲用咖啡能使人的精神更振奮，心情也會變得愉快，進而使憂鬱的現象得到舒緩。

⑨改善便祕。咖啡會對腸胃激素和蠕動激素產生刺激作用，進而起到通便的效果。

⑩具有利尿、止痛的作用，還能降低患上直腸癌或者腸癌的機率。

但咖啡也不可大量飲用，否則就會對身體的健康產生危害。一般來說，每天150毫升左右的即溶咖啡是一個比較合適的飲用量。同時，也並非人人都適合飲用咖啡，尤其以下幾類人更要注意：

高血壓、冠心病、動脈硬化等患者不要大量飲用，否則會引起心血管疾病；心臟病患者不宜長期飲用，因為咖啡因會使心跳加速進而造成缺氧；皮膚病患者不宜飲用，否則會導致病情惡化；胃病患者也不宜飲用，同樣會引起病情的惡化；孕婦不宜大量飲用，否

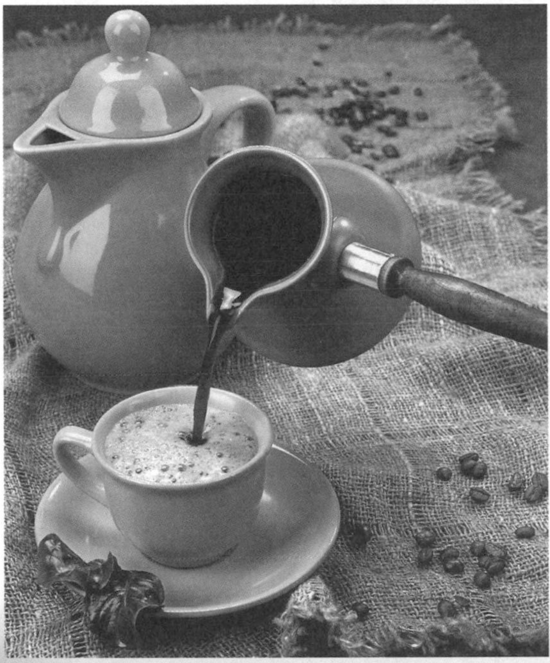

「咖啡」一詞源自希臘語「Kaweh」，意思是「力量與熱情」。

則會導致胎兒畸形或流產；老年婦女也不宜飲用，因為咖啡會減少人體內鈣的含量，導致骨質疏鬆；維生素B_1缺乏者不宜飲用，咖啡會對維生素B_1產生破壞作用，而維生素B_1是保持神經系統平衡穩定的基礎。最後，長期過量的飲用咖啡對正常人有致癌的危險，因此在飲用時一定要注意合適的量，癌症患者更要謹慎飲用。

這樣喝咖啡才健康

適量飲用咖啡能夠對人體產生很好的養生保健作用，但過量的話則會對身體造成各種危害，比如導致情緒混亂：咖啡中所含的咖啡因對提高人的記憶力、集中力以及靈敏性和警覺性都有很好的作用，但是過量的話就會造成神經過敏。咖啡相當於一種興奮劑，尤其是對焦慮失調的人來說，過量飲用就很可能導致耳鳴、心悸和手心冒汗等症狀；加劇高血壓：咖啡因能夠使血壓上升，如果飲用咖啡時情緒緊張的話，這種危害就會加倍，對高血壓患者的刺激不可估量。

在飲用咖啡時要適時、適量，才能起到養生的作用。研究認為，每天喝咖啡的最佳時間春、冬季是下午3～5時，夏、秋季是下午4～6時，在這個時間喝咖啡更能紓解疲勞、放鬆身心。此外，在飲用咖啡時還必須注意以下問題：

早晨不要空腹喝咖啡，否則會對腸胃功能造成損害，尤其是患有胃病和十二指腸潰瘍的人。

飲酒後不要喝咖啡，否則會對血管擴張產生刺激作用，使血液循環的速度加快，進而增加心血管的負擔。

睡覺前不要喝咖啡，咖啡有提神醒腦的作用，睡前飲用會使入睡更加困難，還可能會導致失眠。

太濃的咖啡不要喝，否則會減弱人的理解力，使人變得更加急躁。

飲用咖啡後不要立刻抽菸，否則很容易危害到心臟。

此外，在飲用咖啡的時候加上一點奶精，可以舒緩咖啡對胃的刺激。但是奶精含有的熱量較高，注意不要大量攝取，以免發胖。

第五法

藥養

——食為主，藥為輔

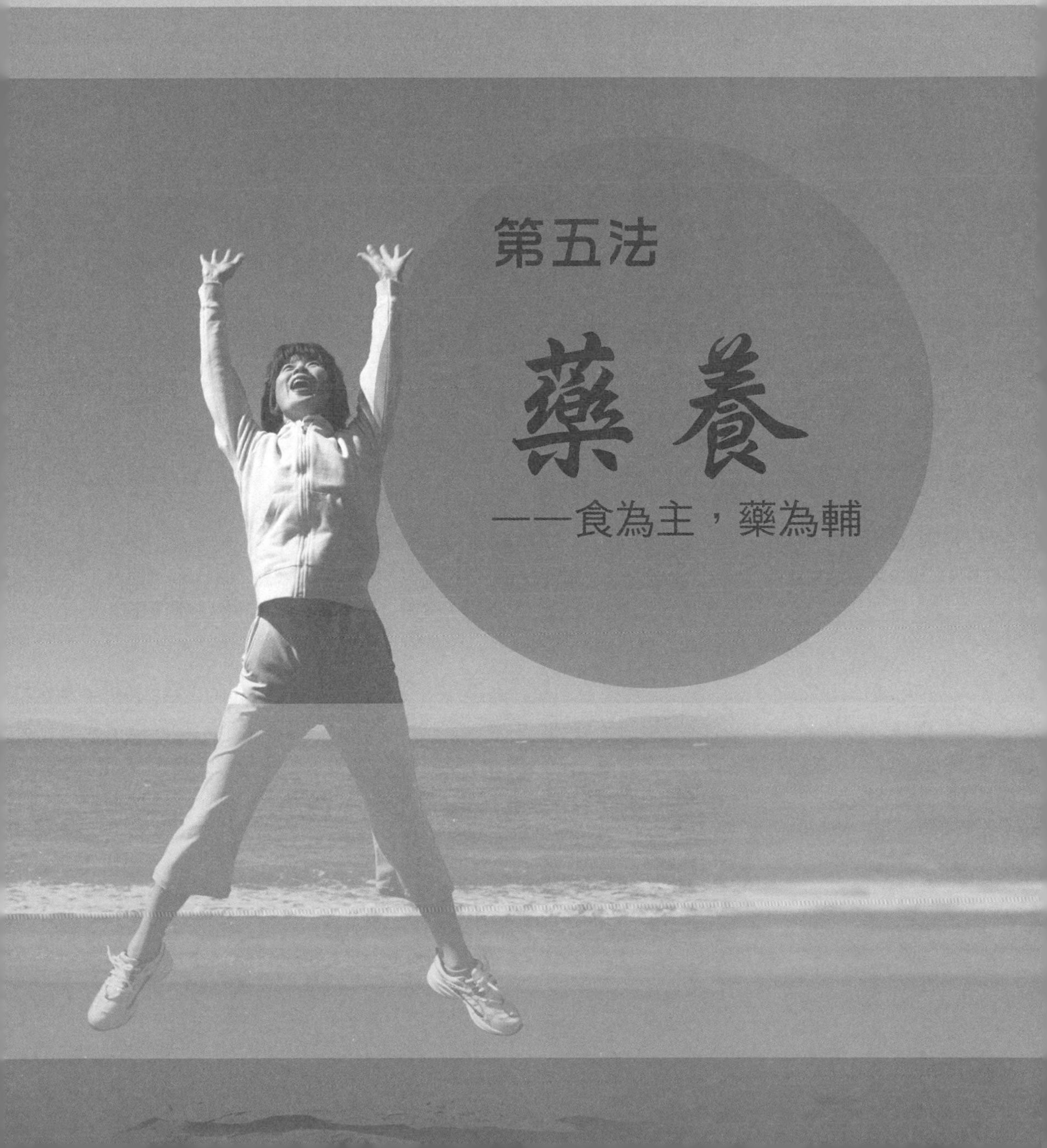

太宗皇帝李世民：
養生最愛葡萄酒

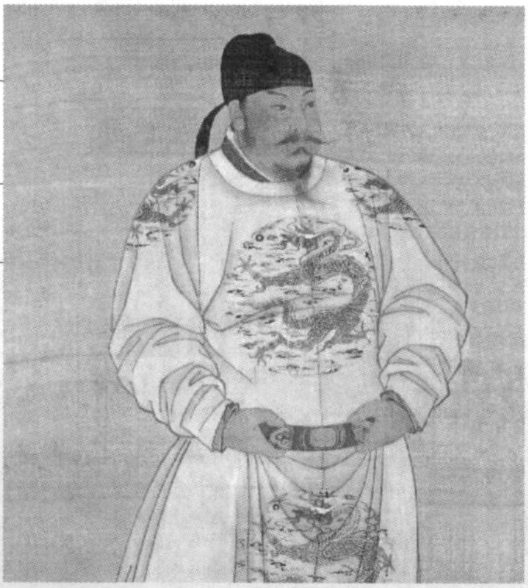

貴族小檔案

姓　　名：李世民

性　　別：男

生卒年月：西元598年12月22日～649年5月26日。

出 生 地：隴西成紀（今甘肅省靜寧縣成紀鄉）。

生平簡介：李世民是唐朝第二位皇帝，也是政治家、書法家和詩人。他的前半生是立下了赫赫的功績，平竇建德、王世充之後，才開始大量接觸文學與書法。即位為帝後，他積極聽取群臣的意見、努力學習文治天下的策略，成功轉型為中國史上最出名的政治家與明君之一。

唐太宗經過主動消滅各地割據勢力，虛心納諫、厲行節約，使百姓休養生息，終於使得社會出現了國泰民安的局面，將中國傳統農業社會推向鼎盛時期，開創了歷史上著名的「貞觀之治」。

養生妙語：欲寡精神爽，思多血氣衰。少杯不亂性，忍讓免傷財。貴自勤中取，富從儉中來。溫柔終益己，強暴必招災。善處真君子，刁咬是禍胎。暗中休使箭，乖裡藏些呆。養性須修善，欺心莫吃齋。衙門休出入，鄉黨要和諧。安分身無辱，是非口慎開。世人依此語，災退福星來。

唐太宗李世民登基以後，勵精圖治，開創了歷史上著名的「貞觀之治」。在養生方面，李世民總結出了一個百字銘，即：「欲寡精神爽，思多血氣衰。少杯不亂性，忍讓免傷財。貴自勤中取，富從儉中來。溫柔終益己，強暴必招災。善處真君子，刁咬是禍胎。暗中休使箭，乖裡藏些呆。養性須修善，欺心莫吃齋。衙門休出入，鄉黨要和諧。安分身無辱，是非口慎開。世人依此語，災退福星來。」除此之外，李世民還特別注重用葡萄酒來進行養生。

「葡萄美酒夜光杯，欲飲琵琶馬上催。醉臥沙場君莫笑，古來征戰幾人回。」從唐朝詩人王翰的這首《涼州詞》裡，我們不僅讀出了那些邊陲將士的慷慨悲壯，也看出了在盛唐時期，飲用葡萄酒已經是蔚然成風。從隋文帝重新統一中國到「貞觀之治」的盛唐，疆土不斷地擴大，文化也更加繁榮，這時候飲酒已經不再是那些是王公貴族和文人雅士的專利了，一般的老百姓也開始品嚐到美酒的樂趣。

尤其是在盛唐時期，不僅男人飲酒，女人也開始飲酒。在當時，女人的美麗不僅來自於豐滿，醉酒的姿態更是讓人遐想連篇。唐明皇李隆基就常常把楊貴妃醉酒的姿態戲稱為「豈妃子醉，是海棠睡未足耳」。

唐太宗李世民更是對葡萄酒喜愛有加。他平時不但自己常常飲用，還親自參與督造和釀酒。《太平御覽》中記載，西元640年李靖率領著唐軍攻破了高昌國（今新疆吐魯番），從那裡獲得了大量的馬乳葡萄種和葡萄酒的釀法。回來之後，唐太宗就開始在皇宮裡種了葡萄，然後親自釀造葡萄酒。他先後釀造了八種成色不同的葡萄酒，可謂是「芳辛酷烈，味兼緹盎」。除了太宗皇

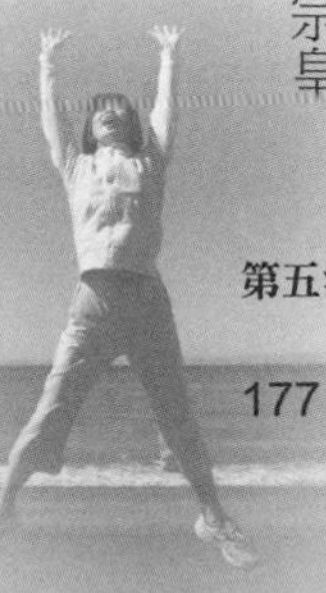

帝之外，大臣魏徵也是釀酒的高手，太宗曾經寫了首詩稱讚魏徵所釀的葡萄酒是「千日醉不醒，十年味不敗」。

用葡萄酒來養生，是唐太宗早年最重要的保健之道。當時最著名的是清徐的葡萄酒，唐太宗不僅用它來招待最高貴的客人，後來他還特地把清徐釀造葡萄酒的作坊統一起來，御封了「李氏作坊」的名號。

這樣養生好處多

葡萄酒的酒精含量一般在8～20%左右，分為白葡萄酒、紅葡萄酒和玫瑰紅葡萄酒。酒中含有豐富的糖分、維生素、有機酸、單寧酸、無機鹽等營養物質，對人體有很好的養生保健作用，具體表現在以下幾個方面：

①藥用。

《神農本草綱目》中關於葡萄的記述是：「主筋骨溼痺，益氣、倍力、堅志、令人肥健、耐飢、忍風寒。久食輕身不老延年。可作酒。」中醫認為，葡萄味甘酸性平，入肺、脾、腎能夠利小便、補氣血、強筋骨，對氣血虛弱、肺虛咳嗽和風溼等症狀有很好的治療效果，自古以來就是歷代名醫診治的良方。

②滋補作用。

葡萄酒的營養成分非常豐富，適量飲用能夠使肌肉的張度得到提高，使神經中樞更加地歡愉和興奮。其中的維生素、礦物質和氨基酸還能維持和調節人體的機能，達到良好的滋補作用。

③促進消化。

葡萄酒能夠促進胃液的分泌，其中的有機酸還有調節腸道的功能，進而使消化功能得到提高。此外，葡萄酒還能對大腸桿菌產生抑制和殺菌的作用。

④消渴利尿。

葡萄酒中含有豐富的檸檬酸和酒石酸，有消渴、利尿和防治水腫的作用。同時葡萄酒中的聚酚能夠抑制活性氧的活力，對尿酸所引起的痛風能產生一定的輔助作用。

⑤抗衰老。

葡萄酒中所含的聚酚類物質非常豐富，它對防止細胞氧化、老化以及預防動脈硬化等有很好的功效，同時還可以降低膽固醇，是抗衰老的極佳飲品。

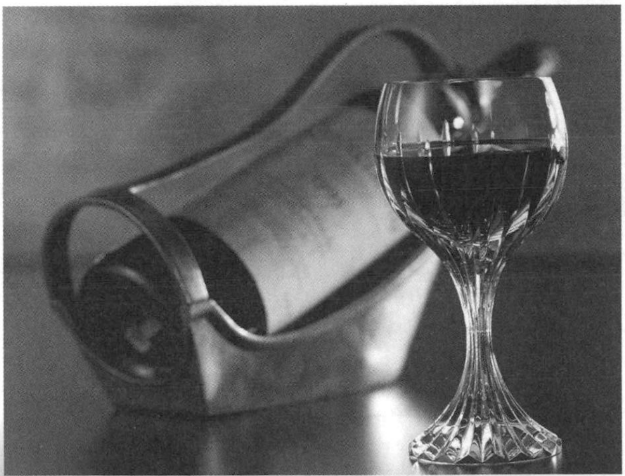

葡萄酒的主要原料是葡萄，它是經過發酵以後釀造而成，其味甘甜醇美，營養豐富，也是防治多種疾病的高雅飲料。

⑥防治感冒。

葡萄中含有一種叫做苯酚的化合物，它能夠在病毒的表面形成薄膜，阻止病毒進入人體內的細胞，尤其是常見的感冒病毒，比如單純皰疹埃可病毒、柯沙奇病毒等，在葡萄酒中都會喪失活力，進而達到防治感冒的功效。在感冒的時候，將紅葡萄酒加熱以後飲用就能使感冒症狀得到減輕。

⑦防治心血管疾病。

葡萄酒中的成分能夠阻止血小板形成栓塞，降低血管梗塞的機率，同時還能夠對血管內的氧化反應進行舒緩，使血管流通的速率得到提高，將血管內堆積的膽固醇清除，以此來防止動脈的病變，對心血管的運動狀況進行改善，起到防治心血管疾病的作用。

⑧抗癌。

葡萄皮中含有一種叫做白藜蘆醇的物質，它具有非常強的抗癌性能，可以防止正常的細胞發生癌變，也能對癌細胞的擴散產生很好的抑制作用，所以葡萄酒可謂是抗癌的最佳飲品。

對於葡萄酒，健康的人都可以飲用，尤其對女性來說，還有美容的功效。過去人們普遍認為糖尿病患者不宜飲用葡萄酒，其實這也不是絕對的，只要攝取的熱量不至於過高，淺酌一杯葡萄酒對身體沒有害處。尤其是酒精度比較低的葡萄酒或乾紅，只要適量飲用，對身體健康十分有益。

葡萄酒的儲存不同於白酒，一般的紅葡萄酒儲存時的溫度要稍高一些，比如波爾多酒應該在18℃左右，盧瓦爾哥尼酒則在15℃左右，而含糖分較高的白葡萄酒和香檳儲存的溫度則要稍低，一般應該在6～8℃之間。

如何飲用才有「味」

在日常的飲食當中，一邊飲酒一邊吃菜是人們習以為常的風俗，適量的飲酒使人們的胃口大開，心情也變得舒暢。但葡萄酒在和菜餚搭配的時候也要注意一些原則，最基本的就是不要使一方的氣味蓋過了另一方，同時也要注意以下幾個方面：

首先，和海鮮搭配時要特別注意。對紅葡萄酒來說，雖然其中的單寧酸和紅肉中的蛋白質結合後會促進消化，但它也會嚴重破壞某些海鮮的口味，甚至還會讓葡萄酒沾染上濃重的金屬氣味。至於白葡萄酒，和蝦、魚搭配是個不錯的選擇，會使其更加地美味。

其次，注意不要和醋同時食用。醋會使口腔的感覺鈍化，還會使葡萄酒喪失活力，使口味變得平淡。檸檬水和葡萄酒的口感比較協調，倒是合適的搭配。另外，葡萄酒和乳酪是最理想的組合，食用時只要不將過於辛辣的乳酪和體量輕盈的葡萄酒搭配即可。

最後，濃香和辛辣的食品不宜和其他酒類搭配，但和辛香型葡萄酒或果香比較濃厚的葡萄酒搭配，則是非常理想的組合。此外，雖然巧克力會對葡萄酒的口味產生不利的影響，但如果搭配合理的話，不僅會使巧克力更加馥郁香甜，口腔也會保持清爽和潔淨。

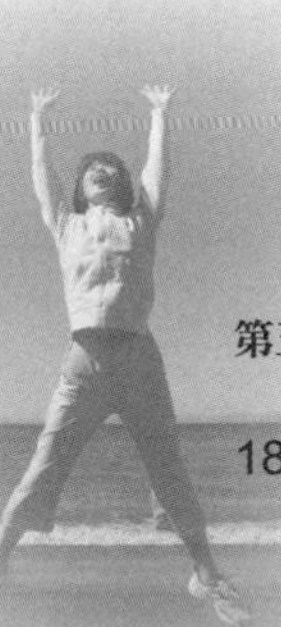

盛唐女皇武則天：
中藥古方呵護絕美容顏

貴族小檔案

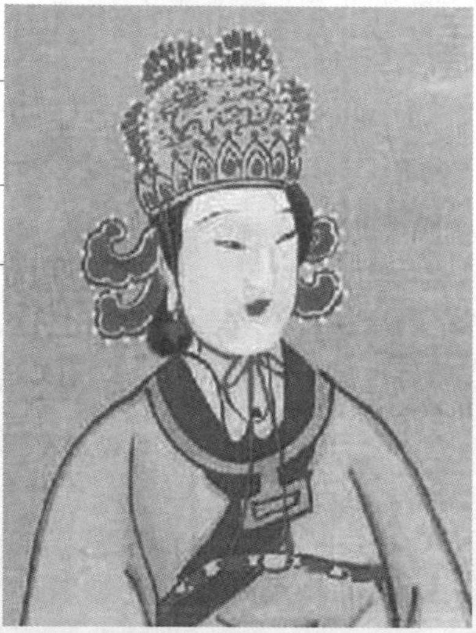

姓　　名：武則天

性　　別：女

生卒年月：西元624年2月17日～705年12月16日。

出 生 地：利州（今四川省廣元市）。

生平簡介：14歲入後宮為才人，唐太宗賜名媚，人稱「武媚娘」。高宗時上尊號為「天后」，高宗去世後，武則天相繼廢掉兩個兒子中宗和睿宗，自己做了皇帝，改國號為「周」，史稱「武周」。西元705年退位後改尊為「則天順聖皇后」，後世通常稱其為「武則天」或「武后」。

武則天是中國歷史上唯一的女皇帝，也是繼位年齡最大的皇帝，又是壽命最長的皇帝之一。她執政近半個世紀，重用酷吏，嚴厲打擊反對她的元老重臣和勳貴舊族，打破了大族控制政局壟斷高官的局面。她的統治上承「貞觀之治」，下啟「開元盛世」，功績昭昭，被稱為是「封建時代傑出的女政治家」。

養生法則：益母草澤面方、常敷臉脂。

武則天身為中國歷史上唯一的女皇帝，活了82歲，到老容顏依舊美麗，這和她善於養生和養顏有極大關聯。武則天小的時候就對中醫特別有興趣，後來又常常用中藥來調理自己的身體。在她當了皇帝之後，御醫還給她弄了兩個養顏美容的藥方，一個叫「益母草澤面方」，一個叫「常敷臉脂」。這兩個方子都是用中藥製成的，武則天每天使用，一直到四、五十歲臉色還像少女一般紅潤。

關於武則天還有這樣一個故事：在她晚年的時候，由於身體虛弱，整天咳嗽，有時候到了冬天連寢宮都不敢輕易地走出去。太醫們給她用了很多貴重的藥品，結果都無濟於事。

後來，御膳房裡有一個姓康的廚師，跟隨武則天很多年了，他見武則天不思飲食，就想辦法把飯菜做得可口一些。在他的家鄉，人們經常用冬蟲夏草燉雞來滋補身體，他就想給武則天也做這道菜。但他又擔心這樣會使舊病復發，因為雞是發物，最後只好用鴨子替代了。

等到鴨子做好以後，康廚師就拿過去給武則天品嚐。可是武則天看到湯裡那些似蟲非蟲的東西，還以為康廚師要謀害她，就把他抓起來，關進了大牢裡。

御膳房裡另一位姓李的廚師和康廚師是好朋友，他想只有用冬蟲夏草把武則天的病治好了，才能把他救出來。但是怎麼

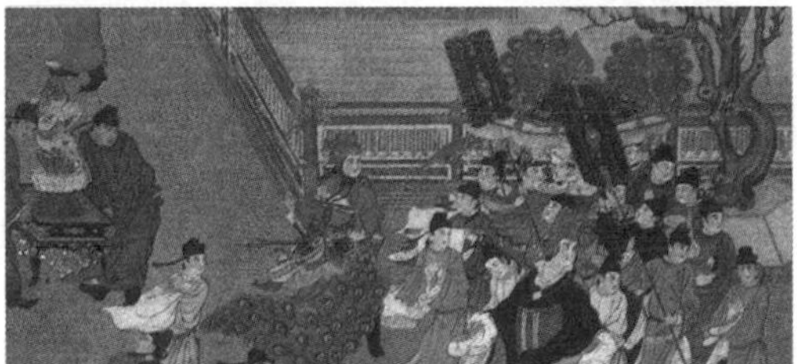

《武后出行圖》。

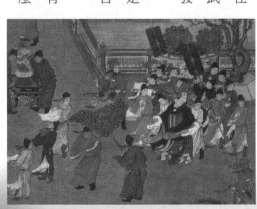

樣才能使鴨子既有營養又看不到那些黑糊糊的東西呢？有一天，他一邊心不在焉地替鴨子拔毛，一邊思考著這個問題。後來他靈光一現，終於想到了一個好辦法。他把鴨子的嘴扒開，然後把冬蟲夏草塞進去，再放到鍋裡去燉，就做成了這道「蟲草全鴨」。

武則天吃了李廚師做的鴨子，覺得味道特別好，肉又鮮嫩，於是每隔幾天就讓他做一次。這樣過了一個多月，她的氣色漸漸好了起來，也不怎麼咳嗽了。有一天她心情好，就請來監察御史一起吃飯。李廚師又做了一道「蟲草全鴨」，武則天高興地說：「我的身體恢復地這麼好，全是這道鴨子的功勞啊！」

在吃飯的時候，武則天向監察御史問起如何處置康廚師，這時李廚師冒險說道：「康廚師做的那道鴨子裡黑糊糊的東西是『冬蟲夏草』，他是為了給皇上補身子啊！『冬蟲夏草』有補肺益腎的功能，對治療咳嗽、虛勞、氣喘等很有效果……」

李廚師又把製作「蟲草全鴨」的過程向武則天和監察御史表述了一遍，然後他從自己做的鴨子裡取出了那些黑糊糊的東西。武則天看到以後沉思了很久，才恍然大悟地說道：「看來真的是我錯了。」於是就下令把康廚師放出了大牢。

這樣養生好處多

武則天常保容顏靠的是兩個方子：「益母草澤面方」和「常敷臉脂」。後人王燾在他《外台祕要》中記載了武則天曾經長期使用的這個方子，其中主要的藥物就是益母草，所以又稱為「近效則天大聖皇后煉益母草留顏方」。在描述它的功效時，王燾寫道：「此藥洗面，覺面皮手滑潤，顏色光澤……經月餘生血色，紅鮮光澤，異於尋常；如經年用之，朝暮不絕，年四五十婦人，如十五女子。」

李時珍的《本草綱目》中也收錄了這個方子，他認為益母草有活血化淤和調經消水的作用，「其功宜於婦人及明目益精，故有益母、益明之稱」，因此又被稱為「血家聖藥」。《神農木草經》也把益母草列為草藥中的上品。

益母草中含有多種微量元素，能夠提高細胞的活力和機體的免疫能力，緩和動脈粥狀硬化，還能抗氧化、抗衰老，抑制癌細胞的增生，能益顏美容、抗衰防老，對治療產後淤血作痛、肝熱頭痛、月經不調、急性腎炎、目赤腫痛、水腫等都有非常好的作用。益母草是婦科的良藥，既可以內服，也可以外用敷臉，對治療膚色黑、去除臉部的斑點和皺紋等具有良好的效果。

「益母草澤面方」具體的做法是：在每年農曆的五月五日採集根苗俱全的益母草，要注意的是草上一點土也不能有，否則就會失去效果。然後把益母草曬乾，壓成粉後再用細羅篩過，和適量的麵粉與水調成和雞蛋差不多的團，放在太陽下曬乾。然後放入用黃土製成的爐子，將藥丸用火燒製。如果燒製好的藥丸潔白細膩的話，就是上等的。將燒製好的藥丸放涼，放入瓷缽裡用玉鎚或者鹿角鎚研成粉末，研得越細越好。最後，將玉粉或者鹿角粉與其摻在一起，放到瓷瓶裡封閉保存，隨用隨取就可以了。

這種藥丸製作起來有很多的講究，對採藥時間、藥材品色和製藥過程等要求都非常嚴格，稍有疏忽的話，燒製的藥丸就會變黑、變黃，失去它的功效。在儲存的時候，乾的益母草應該放到乾燥的地方，新鮮的益母草要放到陰暗潮濕的地方。

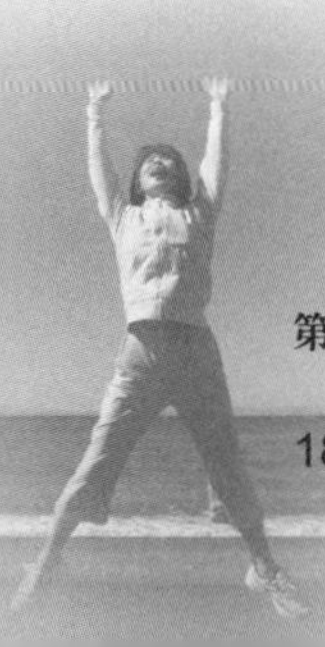

武則天所用的另一個藥方「常敷臉脂」相當於現在的面膜，不同的是它是用天然的藥材來製成的，主要成分黃芪、山藥、辛夷、細辛、白芷、瓜蔞、木藍皮等，還包括豬油。「常敷臉脂」在製作的時候要先把藥材切碎，再放在酒裡浸泡一個晚上，第二天再煎製，等到凝固以後再做成面脂（面霜）使用。

在這些成分當中，瓜蔞和豬油有滋潤皮膚的作用，辛夷和細辛能夠除風通竅，黃芪可以補腎益氣，木藍皮則有保溼和活血的功效，因此使用以後就能使皮膚變得更加光潔，同時也可以保持溼潤、去除皺紋。

除皺養顏食療方

女人到了中年之後，就會開始擔心自己容顏老去，青春不再，下面介紹的幾個方子都可以起到除皺養顏的效果：

地黃粥

原料：熟地黃、枸杞、雞胸肉、甘菊花、白米各適量。

做法：將雞胸肉洗淨以後剁成肉泥，將熟地黃、枸杞和甘菊花用水煎兩次，然後取出汁水。白米洗淨後放到鍋裡，同時放入藥汁和雞胸肉一起用文火煲粥，熟的時候再加上鹽、蔥和薑末等調味料調勻即可。

功效：滋補肝腎、烏髮固齒、活血益膚、抗皺抗衰老。

杏仁牛奶芝麻粥

原料：杏仁、核桃仁、糯米、白芝麻、黑芝麻、牛奶、枸杞、冰糖各適量。

做法：將芝麻炒出香味後，和其他原料一起搗爛成糊狀，然後用紗布濾汁，倒入煮沸的冰糖水中拌勻，再放入枸杞用文火煮沸即可。

功效：潤膚養顏、延緩皮膚衰老、抗皺除皺。

靈芝鵪鶉蛋湯

原料：鵪鶉蛋、靈芝、紅棗各適量。

做法：將靈芝和紅棗洗淨，靈芝切成細塊，紅棗去核。將鵪鶉蛋煮熟以後去殼，然後和靈芝、紅棗一起放到鍋中，加入適量的水煮沸後，改用文火煲至靈芝出味，再放入適量的白糖煮沸即可。

功效：悅色除皺、補血益精。

柚子除皺茶

原料：柚子、芹菜、花椰菜、紅葡萄、番茄、橘子、牛奶、蜂蜜。

做法：將柚子、芹菜、花椰菜、番茄和橘子一同打成汁，將葡萄榨汁，蜂蜜和牛奶用溫水調勻，再將三種湯汁混合均勻飲用即可。

功效：潤膚養顏、除皺豐肌。

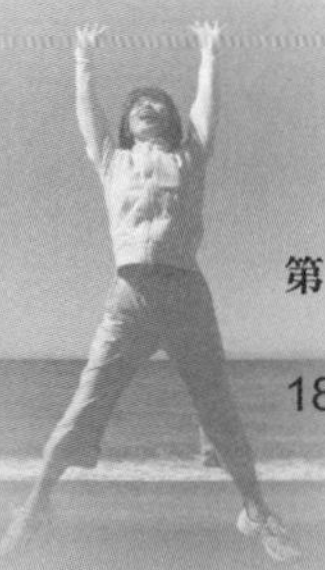

國民黨元老張群：
常服新鮮蜂王漿

貴族小檔案

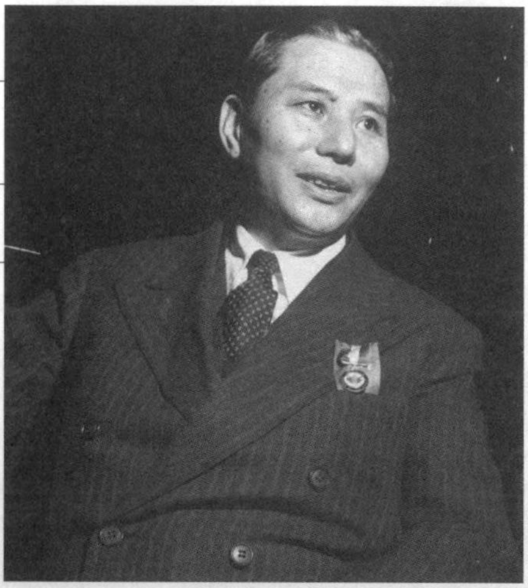

姓　　名：張群

性　　別：男

生卒年月：西元1889年5月8日～1990年12月14日。

出 生 地：四川華陽縣。

生平簡介：1906年，張群決意投筆從戎，北上參加保定陸軍學校的考試，並被錄取。後赴日留學，與同在該校就讀的蔣介石相識。

張群一生與蔣介石交往密切，為其擔任顧問、祕書長等職。1972年5月，張群向蔣介石提出依例自退，蔣仍命其為總統府資政。1979年5月9日，國民黨中央在臺北授予張群中山獎章。

張群一生與日本有很深的淵源。晚年他著有《我與日本七十年》一書，全面詳盡地敘述了他在各個歷史時期與日本交往的經歷。

張群晚年精神矍鑠，擅長養生之道，並出版了《談修養》一書。

1990年12月14日上午，張群在臺北病逝。

養生妙語：起得早，睡得好，七分飽；常跑跑，多笑笑，莫煩惱；天天忙，永不老。

在國民黨的眾多元老之中，張群是少見的長壽者之一，終年102歲。這麼高的壽命主要是源於他獨特的養生之道，張群的養生法寶就是蜂王漿。

在張群68歲生日的時候，曾經有記者問他對養生的看法，他說：「養生也要多採用一些科學新發現，雖然它是一門古老的科學，但也要與時俱進嘛！我每天起床後和睡覺之前，都會服用一點新鮮的蜂王漿，挖一小勺含在舌頭下，片刻之後再吞下去，效果很好的。」

對此，張群還幽默地打趣道：「我一個垂暮老朽，卻佔得許許多多花之精髓，說我是仰仗鮮花得久存實不為過啊。吃蜜就等於吃花，我吃花癡花，卻又很少養花，實在是太不公道了啊！」

除此之外，張群在日常生活中也非常注意養生，他總結了24個字的《不老歌》來表述自己的養生祕訣：「起得早，睡得好，七分飽；常跑跑，多笑笑，莫煩惱；天天忙，永不老。」

張群認為，養生首先就要養成一個良好的生活習慣，許多本來身體很強壯的人，卻縱情聲色，或恣意口腹等，結果未老先衰，甚至是中年暴亡。所以，張群主張養生貴在節制，一定要細水長流。此外，還要保持一顆平和的心態，有一個愉悅的心情。張群在韓國的時候不經意看到了一副對聯，上面寫著：「一笑一少，一怒一老」，雖然只有短短的八個字，但意義卻很深遠。之後張群對朋友說：「我覺得這副對聯改成『大笑一次，年輕一天；大怒一次，短壽一年』會更加動聽。」

「日行5千步，夜眠7小時；飲食不逾量，作息要均衡；心中常喜樂，口中無怨聲；愛人如愛己，報國盡忠忱。」這是張群自己做的一首《自律歌》，從中可以看出良好的生活習慣對養生

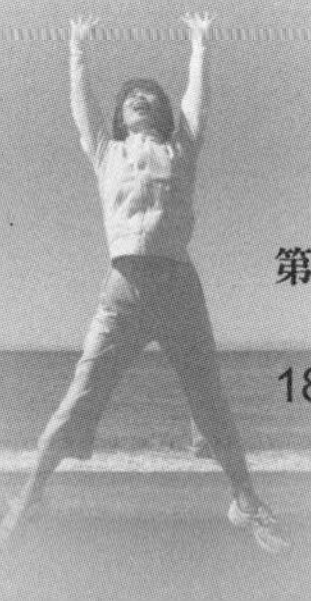

的重要性。

這樣養生好處多

蜂王漿又叫蜂皇漿或者蜂乳，其中含有豐富的蛋白質、脂肪、維生素、醣類、葉酸以及氨基酸和生物激素等營養物質，是唯一一種可以直接服用的高活性成分的食品。關於蜂王漿對人體健康產生的功效，主要表現在以下方面：

①降低血糖。

經過對動物的試驗證明，蜂王漿可以有效地降低動物的高血糖和代謝性高血糖，這是因為蜂王漿所含的蛋白質中有幾種類胰島素肽類，而胰島素樣肽類則是治療糖尿病的特效藥物。

②抗氧化。

蜂王漿中含有一種叫做歧化酶的超氧化物質，它是抗氧化的主要成分，能夠對細胞的修復和再生起到很顯著的效果。

③改善營養。

蜂王漿中的大量營養物質可以治療食慾不振和消化不良等，增強人的體力和腦力，也可以起到舒緩情緒的作用。

④提高免疫力。

蜂王漿中含有免疫球蛋白，可明顯增強人體的免疫功能，使體力更加充沛，減少患感冒和其他疾病的機率。蜂王漿能夠減輕主動脈硬化，降低血脂和膽固醇，同時防止肝脂肪的浸潤和硬化。因此，經常服用蜂王漿對血管硬化、心律不整和三脂異常症等疾病都能有很好的療效。

⑤改善造血功能。

蜂王漿中含有的鐵和銅等物質是合成血紅蛋白的主要原料，而其中的維生素B群複合體又可以促進此作用的發生，進而增加血紅蛋白、血小板、網狀組織細胞和紅血球的數量。此外，蜂王漿也能促進骨髓的造血功能，減輕6-羥基嘌呤對骨髓的抑制作用。

⑥抗菌消炎。

蜂王漿對大腸桿菌、鏈球菌、變形桿菌、金黃色葡萄球傷寒桿菌、結核桿菌、表皮癬菌、星狀發癬菌和枯草桿菌等病菌，有很好的抑制作用，同時也能防止傷口感染，並促進其癒合，尤其是對於燙傷、凍傷、外科和肛科創面，效果更是顯著。

⑦預防癌症。

蜂王漿中的某些物質，尤其是殺菌力強的皇漿酸，對癌細胞的擴散有抑制作用，並使癌細胞

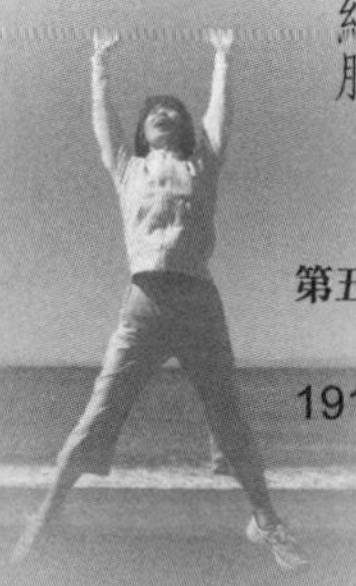

的發育出現退行性變化，進而產生很好的防癌作用。

⑧美容養顏。

蜂王漿中含有的維生素和蛋白質非常豐富，此外其中的SOD酶還有殺菌的作用，是很好的美容用品，經常服用就會使皮膚更加紅潤亮麗，富有光澤，是難得的美容佳品。

⑨防治疾病。

蜂王漿對某些特定性疾病也有很好的防治作用，比如其中的泛酸能夠使風溼症和關節炎得到改善；增強腎上腺皮質的功能，對人體激素進行調節，活化間腦細胞，進而治療慢性前列腺炎症和更年期障礙症等。此外，蜂王漿對提高記憶力也有很好的作用。

科學飲用蜂王漿

蜂王漿在服用時可以將其放在舌頭下，然後慢慢地吞下去，使其能夠被人體充分地吸收。也可以用溫水來送服，但切記不要用開水和茶水，因為高溫會破壞其中的活性物質，茶水中的鐵和鞣酸也會使它的療效降低。蜂王漿一定要長期服用才能達到養生保健的作用，並且最好是在空腹時服用，早餐前半小時和入睡前半小時是最佳的服用時間。

如果是用於保健的話，年輕人每日服用10克即可，中老年人每日可以服用15～20克，但在剛開始服用時以5克為宜，視身體狀況再增加用量，用來醫治疾病的患者每日可以服用15～20克，嚴重者也可以增加至25～30左右。

蜂王漿性熱，因此上火或是身體火性比較大的人，在服用時就要注意適量。此外，以下幾類人群不宜服用蜂王漿：

過敏者：藥物過敏或者吃海鮮過敏的人不宜服用，因為蜂王漿中含有異性蛋白、激素和酶等。

低血壓、低血糖患者：蜂王漿中的某些物質有降血壓和降血糖的作用。

凡肝陽亢盛及溼熱阻滯者，或是大吐血、發高燒和黃疸性肝病者，均不宜服用蜂王漿。

腹瀉和腸道功能紊亂者：蜂王漿會促使腸管發生強烈的收縮，使腸道紊亂加劇，引起便祕和腹瀉等。

手術初期：手術後失血比較多，身體也很虛弱，此時服用蜂王漿的話就可能引起器官出血。

婦女懷孕期：蜂王漿會引起子宮收縮，對胎兒的正常發育產生影響。

蜂王漿在儲存時也要注意，一般應該放置在低溫下，以-5～70℃之間為宜。如果沒有冷凍條件的話，也可以加入少量蜂蜜放在常溫狀態下，以供臨時食用。

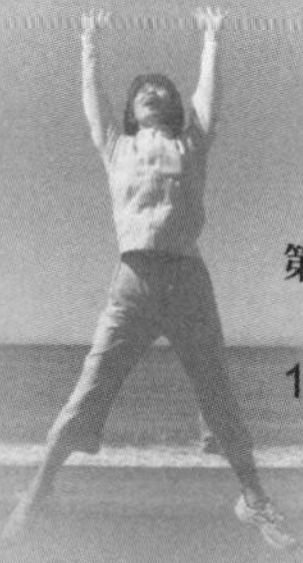

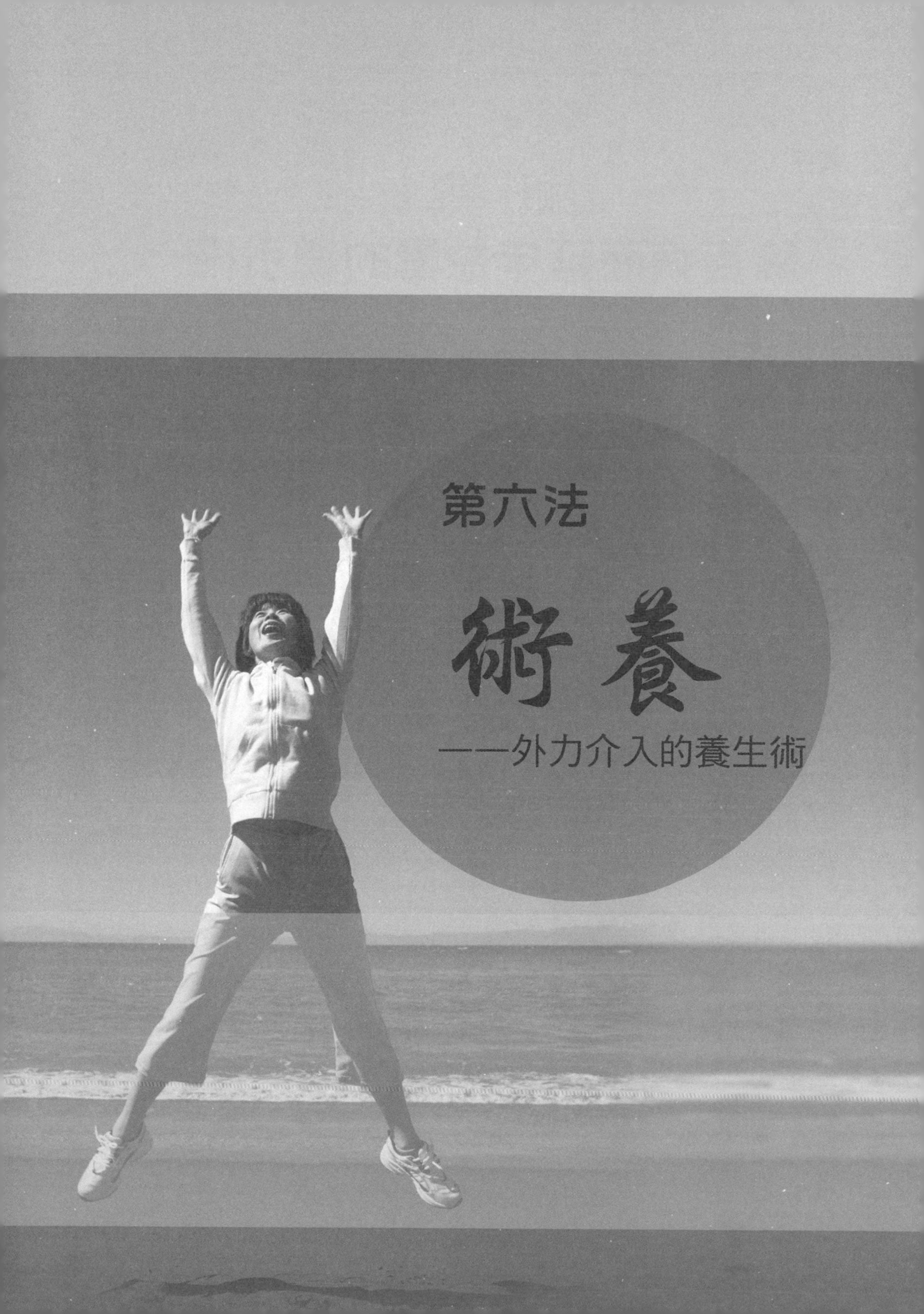

第六法

術養

——外力介入的養生術

彭祖籛鏗：
除百病而延年益壽的導引術

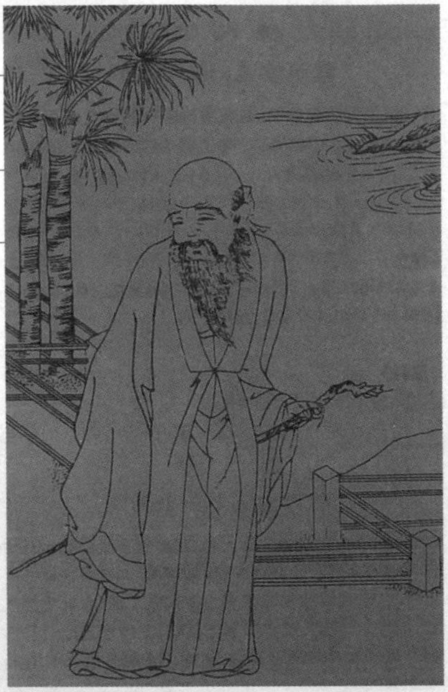

貴族小檔案

姓　　名：籛鏗

性　　別：男

生卒年月：不詳（傳說活了八百多歲）。

出 生 地：彭城（今徐州市）。

生平簡介：古代養生家，據說是黃帝的第八代孫，曾受堯封於彭城，因長壽與兼行導引房中術稱著。傳說他活了八百多歲，被後世尊稱為「彭祖」。

孔子曾讚彭祖說：「述而不作，信而好古，竊比於我老彭。」後世房中術著作，冠以彭祖之名的有《彭祖經》（見《抱樸子內篇・遐覽》）、《彭祖養性》（見《隋書・經籍志》）和《彭祖養性經》（見《新唐書・藝文志》）等，但均已失傳。彭祖在房中術方面的見解，現只能從馬王堆醫書《十問》和《醫心方》的引錄中得窺一二。

養生法則：導引術。

彭祖是上古五帝中顓頊的玄孫，相傳他活了八百多歲，經歷了堯、舜、夏、商諸朝，是最懂得養生的一個人。《莊子．刻意》曾把彭祖視為是導引術的代表人物，《楚辭．天問》裡也說他善於食療。

傳說彭祖活到商朝紂王的時候，已經767歲了。紂王也想獲得長壽的祕訣，他聽說彭祖是個養生的高人，就幾次親自去向他請教，但是彭祖每次都支吾不言。紂王沒有辦法，只好讓一個叫采女的人去向彭祖請教。這個采女已經250歲了，也很善於修身養性，看起來就像一個大姑娘似的。

采女見到彭祖以後，誠懇地向他請教能夠延年益壽的仙方。彭祖見采女也是養生修道的人，就告訴她說：「如果想升天進入仙界的話，那得服用金丹才行，像太白星君那樣。這一點我是教不了妳的。我聽說有一個青精先生住在太宛山上，已經一千多歲了還跟個孩子一樣，他每天都能步行500里，有時候可以一年不吃東西。他是很精於養生之道的，妳可以去問問他。」

采女又問道：「他是一個仙人嗎？」彭祖說：「他不是一個仙人，只能算是一個得道的人。仙人能長生不老，但是他們已經沒有人的真性了。而得道的人則不同，他們老而不衰，體格強健，既不會感染疾病，鬼神精怪也不敢來傷害他們，更不會被喜、怒、哀、樂和名利所牽累。一個人只要保養的好的話，都能活到100多歲，稍微懂得一點道行的人就能活到200多歲，要是很善於養生的話，那就能長生不老了。其實養生可以用一句簡單的話來概括，那就是不要傷害自己的性命。」

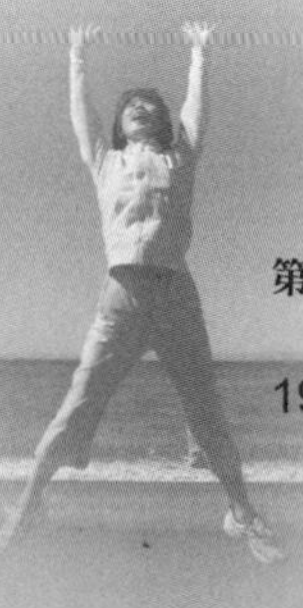

說到這裡彭祖看了看采女，然後又接著說道：「一年四季要即時地進行調節，才能使身體更加舒適，冬天一定要注意保暖，夏天就要注意避暑；千萬不能縱慾過度，只有淡淡地品嚐娛樂，才能使精神暢通；華麗的服飾只能維持尊嚴，不能貪得無厭，一定要懂得知足；至於音律則能使外面歡樂，心平氣和。凡事都會有一個限度，養生也是如此，不及或者過之都達不到養生的目的，這是一定要注意的。」

采女聽了連連稱讚，彭祖又說道：「養生就是要避開那些傷害身體的事，用腦過度會傷人，大喜大悲會傷人，憤怒憂慮會傷人，陰陽失調會傷人，汲汲追求也會傷人……只有避開了這些事情，然後再配合天地陰陽之道，人才可以長生不老。我的師父曾經寫了一部《九都》，裡面記載的都是養生的要訣和導引術的功法，我今天就全都傳給妳吧！」

采女認真聽完了彭祖的講授，回去以後就原原本本地告訴了紂王。從此，紂王就開始按照彭祖的方法進行養生，雖然他並不能經常地堅持彭祖的道術，但這樣紂王也活了300多歲，身體非常強健，就像50多歲的模樣。後來，紂王害怕別人都掌握了長壽的祕訣，就下令禁止傳授彭祖的道術，還把掌握這種道術的人都殺了。紂王還企圖加害彭祖，彭祖知道後逃離了京城，從此不知去向。

再後來有一個叫黃山君的人學會了彭祖的養生術，每天練習導引術，活了幾百歲依然童顏鶴髮，他就把彭祖的養生之道整理編纂成了《彭祖經》。

這樣養生好處多

我們平時經常見到這樣的壽詞：福如王母三千歲，壽比彭祖八百春。晉朝的葛洪也在他的《神仙傳》裡記述了許多和古代仙人有關的故事，其中彭祖就是最長壽的一位，而彭祖養生的最大祕訣就是導引術。導引術最早起源於遠古時期，在《莊子．刻意》篇有這樣的描述：「吹呴呼吸、吐故納新、熊經鳥伸，為壽而已矣；此導引之士、養形之人、彭祖壽考者之所好也。」由此可見，彭祖正是靠導引之術才得以長壽的，而導引的基本內容就是呼吸吐納和熊經鳥伸等活動。

歷史上的很多隱士高人和帝王權貴，以及道教的修行者，都是利於導引術來強身健體和延年益壽。長期修練不僅可以調理五臟六腑，使氣血暢通，還能扶正驅邪，強筋壯骨，達到延年益壽的目的。

彭祖談到他的養生理論時說：「能避眾傷之事，得陰陽之術，不老之道也。」彭祖導引術的關鍵在於行氣，行氣可以活絡關節、溝通精血、強筋健骨和打通七竅，使機體功能得到最大程度的發揮。行氣是道家一種很重要的修練方法，它以呼吸吐納為主，輔以導引和按摩，達到養生長壽的目的。道家認為只有保住自身的元氣，才能長生不老。正如《太平經》中所說：「故人欲壽者，乃當愛氣、尊神、重精也。」

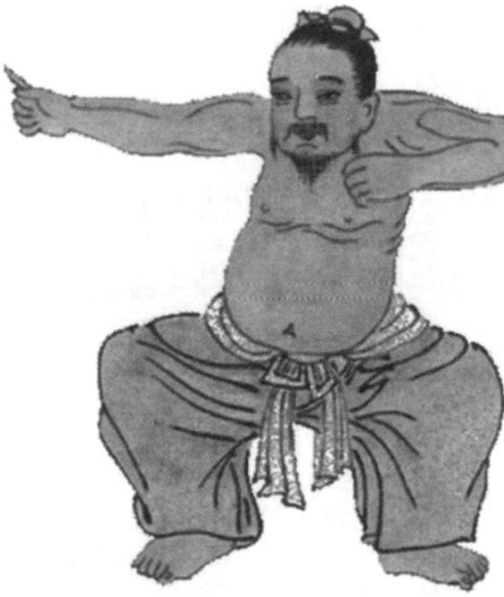

從導引術起源來看，起初是為了治病，後來從實踐中逐漸發現其兼有防病、養生、保健、益壽等功效。

行氣是以自身的心志做到對氣的驅使，使氣為自己所用。行氣的方法有很多，但最基本的原則就是在行氣的時候一定要凝神淨慮、摶氣至柔。在行氣時呼吸也必須要輕、緩、勻、長、深。

在初次練習行氣的時候，可以先用鼻子呼吸然後再摒住氣息，在心中默數到120的時候將氣呼出，之後再重複同樣的動作。在呼吸的時候，要盡量壓低聲音，練習的過程中將閉氣時默數的次數逐漸增加，同時在行氣時輔以其他的良藥，就能達到更好的養生效果。

練習導引術的時候以深夜和清晨最佳，尤其是在凌晨一點到上午九點之間的這段時間，而且應該選擇天氣晴朗的日子。導引術在練習的過程中是以腰為軸的，腰為腎之府，是男人精氣和女人精血的所在，所以經常練習能夠培元固本、強腰固腎，還能增強腰部的肌肉，對腰椎起到保護的作用，改善腰　神經的功能。

練習導引術也能鍛鍊關節韌帶、臟腑組織以及肌肉組織，改善骨骼的特性，使骨骼抗折、抗壓、抗脫臼的能力得到提高。導引術還有完善大腦神經細胞的功能，能夠防治精神創傷和神經類的疾病。

此外，導引術會加強大腸的蠕動能力，更有利於體內毒素的排出，進而使皮膚得到足夠的營養，臉色更加紅潤，以達到美容的效果。

簡單的導引術功法

①仰臥在床上，寬衣解帶，用兩手托住後腰上下展腰，同時深呼吸，然後放鬆腰和手。

②將鞋脫掉靜坐，雙腿朝前平伸，緩慢地吸氣，然後向前慢慢俯身，雙手挽住足趾將氣輕輕呼出。

③放鬆身體，靜坐，將雙手垂在兩側，意守足底湧泉穴，再將腳趾伸直然後用力向後，伴隨著呼氣，之後放鬆全身。

④仰臥在床上，腳尖內扣，十趾相對，吸氣，然後外旋將十趾復原同時呼氣。

⑤將雙腿外旋仰臥，腳跟相對吸氣，再把兩腿復原同時呼氣。

⑥臥在床上，左腿平伸，同時右腿彎曲壓在左小腿上，慢慢呼吸，之後兩腿調換做同樣的動作。

⑦仰臥在床上，將兩腳分開略微寬於雙肩，十趾盡力伸開同時吸氣，然後再放鬆同時呼氣。

⑧將小腿彎曲呈抱膝式，盡量向胸部壓同時吸氣，然後雙手放鬆，下肢向上抬同時呼氣。

⑨放鬆站立，將雙腿和雙膝反覆地繞圈，胯部慢慢地繞動，同時緩緩地呼吸。

⑩盤膝而坐，將兩手握成拳頭摒住呼吸，然後把雙臂平舉再向外推，慢慢地呼吸，最後用手掌掩住耳朵，十指輕輕地揉動頸脈。

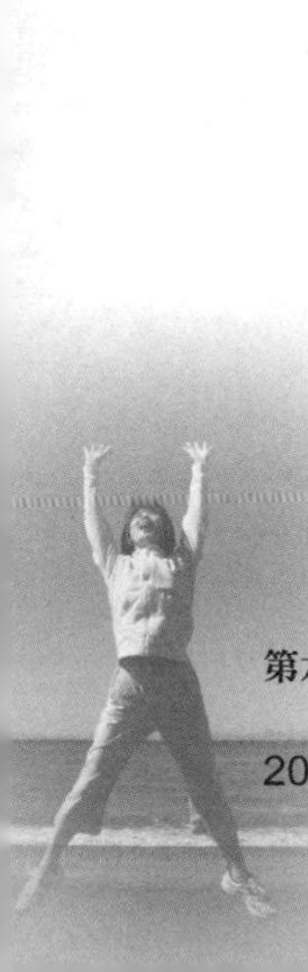

唐朝寵妃楊玉環：
溫泉水滑洗凝脂

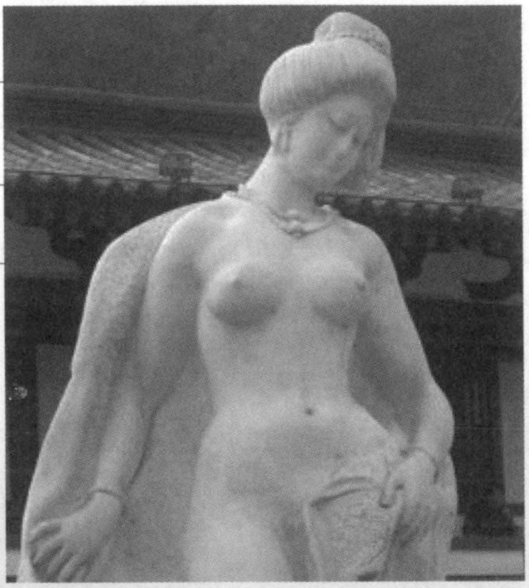

貴族小檔案

姓　　名：楊玉環

性　　別：女

生卒年月：西元719年～756年。

出 生 地：廣西玉林容縣。

生平簡介：楊玉環與西施、王昭君、貂蟬並稱為中國古代四大美女。她是唐朝的宮廷音樂家和歌舞家，性格婉順，精通音律，擅長歌舞。開元二十二年（734年），她被冊立為李瑁的妃子，後又受令出家，天寶四年（745年）正式被玄宗冊封為貴妃，得到了唐玄宗的寵愛。

安史之亂時，唐玄宗逃離長安，至馬嵬坡時六軍不肯前行，説是因為楊國忠通於胡人，才致使安祿山反叛。玄宗為了穩定軍心就殺了楊國忠。但此時六軍仍不肯前行，説楊國忠是貴妃堂兄，堂兄有罪，堂妹亦難免，因此貴妃也被縊死於路祠。

養生法則：溫泉浴。

「天生麗質難自棄，一朝選在君王側。回眸一笑百媚生，六宮粉黛無顏色。春寒賜浴華清池，溫泉水滑洗凝脂。侍兒扶起嬌無力，始是新承恩澤時。」白居易的一首《長恨歌》，留下了楊貴妃的千古美名，還為世上留下了一幅美麗的「貴婦出浴圖」。據說，楊玉環之所以能長期如脂的肌膚，和她泡溫泉有著很大的關係。

相傳楊玉環剛生下的時候，右手手腕上有一圈白色的環跡，就像帶著一個玉環，於是父親便給她取了這個名字。楊玉環三歲的時候母親就去世了，她雖然天生麗質，聰明過人，可是到了四、五歲頭髮還是又稀又黃的，就跟禿頭一樣。因為這個，小同伴們經常嘲笑她，也使她幼小的心靈受到了傷害。

楊玉環的老家叫做禿頭村，在陽山的獨頭坡旁邊。村子的南面有一個甜水溝，裡面的水甘甜可口，而且水流到哪裡莊稼就長到哪裡，因此沿著這條溝住著的人家日子都很富裕。在村子的北面也有一條溝，叫做鹹水溝。溝裡的水整天流淌著，慢慢地就積成了一個水潭。

到了六、七歲的時候，楊玉環因為自慚形穢，不再和小同伴們一起玩耍，經常獨自一人坐在這個鹹水潭旁發呆。有一天，當她正坐在水潭邊為自己的頭髮苦惱的時候，忽然看到一個白頭髮的老太太正用潭裡的水洗頭。小玉環覺得很是奇怪，就好奇地走上前去問道：「老婆婆，妳為什麼要用這鹹水洗頭啊？」

老太太回過頭來，發現是一個女孩子，就邊洗頭髮邊說：「小姑娘啊，這潭裡有九個泉眼，分別有九條龍看守著，所以這裡的水有返老還童的功力，洗久了白頭髮還能變成黑的呢！」楊玉

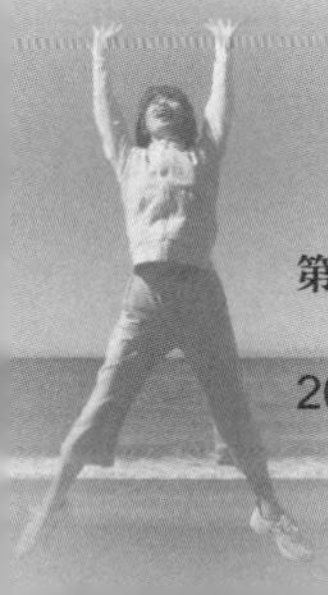

環聽了以後頓時眼前一亮，急切地問道：「老婆婆，我這不長頭髮的病能用這水治好嗎？」老太太告訴她：「只要妳從現在開始每天持續用這水洗頭，早晚各一次，到明年七夕的時候，就一定能長出滿頭烏髮來。」

楊玉環聽了心裡特別激動，她還想和老太太聊聊，但是這個老太婆已經沒有蹤影了。從那天開始，她就堅持每天用這鹹水潭裡的水來洗頭，就是隆冬也不間斷。到了第二年七夕的時候，她果真就長出了一頭烏黑的秀髮，就像出水芙蓉一樣光彩照人。

楊玉環進入皇宮以後，對溫泉浴更是喜愛有加，得到唐明皇的寵幸後，兩人更是出雙入對，在華清池中嬉戲打鬧。溫泉浴不僅給她帶來了樂趣與幸福，更給了她無比嬌嫩的肌膚和健康的身體。

這樣養生好處多

溫泉是一種自然療法，它對人體的作用非常明顯，泉水的溫熱會使毛細血管擴張，進而促進血液循環，水的浮力和壓力也有按摩、收斂、消腫和止痛的功效。溫泉水中還含有很多礦物質，比如鈣、鐵、鋰、鎂、硼、硫化氫、二氧化碳、放射元素鐳、氡等，經常泡溫泉就能夠消除疲勞，使肌肉和關節得到放鬆，還能提高機體的免疫功能，調整植物神經系統，對人體的疾病發揮不同程度的治療效果，還有保健和延年益壽的功效。

溫泉根據泉質的不同分為很多種，不同的泉質對人體機能的作用也是不一樣的，比如酸性碳酸鹽泉能夠美白肌膚，酸性硫酸鹽氯化物泉能夠治療皮膚病，鹼性碳酸氫泉能夠治療神經痛、皮膚病和關節炎，酸性硫磺泉能夠治療皮膚病、風溼、婦女病和腳氣病，碳酸硫磺泉能夠治療神經痛和貧血等。

溫泉雖然對人體有很多好處，但並不是人人都可以泡，例如皮膚過敏、孕婦和剛動過手術的人不宜泡溫泉，容易失眠和患有糖尿病的人不能長時間地浸泡，患有高血壓和心臟病的人也要得到醫生的允許後才能浸泡，同時注意最好是幾個人結伴而去，以免發生不測，如果在泡的過程中感到身體不適的話，應該立即離開水面靜養。

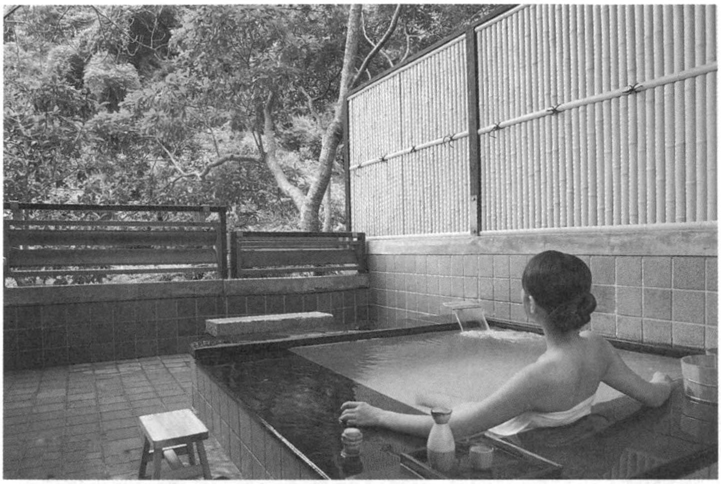

僅泡一、兩次溫泉，就想達到養生或美容的目的是不實際的，一定要長期堅持才能有效果。

泡溫泉也要講究時間，比如空腹的時候不宜泡，因為空腹很容易導致疲勞，最好是在飯後小睡或者休息片刻之後再泡。飲酒之後也不能立即泡溫泉，否則會對血液的運行產生刺激，致使體力很快地消耗盡，還容易發生意外。在身體太疲勞或劇烈運動之後也不宜泡溫泉，應該先休息片刻，等體力恢復之後再泡。同時要注意，在泡溫泉的時候人體內的水分會迅速地蒸發，因此應該即時地補充水分。

在泡溫泉的時候，要盡量把眼睛閉上，用冥想的心情，做幾次深呼吸，這樣才能更好地釋放身心壓力。並且，泡的時候要先從水溫較低的池子開始，逐漸地增加溫度，每次浸泡的時候最好不要超過20分鐘，應該適時地離開水域去休息片刻，同時補充適量的水分。因為在浸泡的時候人體的血液循環會加快，很容易出現口乾、胸悶等狀況，這時上岸靜養才能舒緩不適。

在泡溫泉的時候，如果能輔以按摩的話，對某些疾病會起到很好的治療效果。同時最好不要使用洗髮精和沐浴乳，應該盡量用清水沖洗。一般來說，溫泉的泡法有三種，即浸、淋、泳。「浸」就是反覆地浸泡，反覆地感受不同的溫度；「淋」就是用木桶盛水淋身，或者站在溫泉花灑前噴淋全身；「泳」就是在溫泉中游泳，熱力按摩同時加上游泳鍛鍊，會對身體起到更明顯的作用。

泡溫泉最重要的一點就貴在堅持，三天打魚兩天曬網是起不到作用的，只有長期堅持下來才能達到養生保健的目的。

泡溫泉的注意事項

泡之前要將身上的金屬飾品等拿下來放好，否則的話它們很容易和水中的化學物質發生反應。

在泡的時候要選擇適合自己溫度的溫泉池，從低溫開始到高溫，每次浸泡的時間不要超過20分鐘。尤其是患有溼疹、異位性皮膚炎等的人，浸泡太久的話就會使皮膚內水分快速蒸發，進而破壞皮膚的保護層，甚至是導致疾病的加重。最佳的溫度是在30～45℃之間，過燙或者過酸的溫泉都不要泡。

皮膚乾燥的人，在泡完之後一定要記得在身上塗抹一些滋潤乳液，避免水分大量流失造成的身體不適。

溫泉中的硫磺等一些酸鹼物質有殺菌的作用，對患有一般感染性或者寄生性皮膚病的人有很好的治療效果。但對另一些皮膚病來說，它也可能會導致傷口的惡化，因此在浸泡之前要先向醫生諮詢清楚。

如果在強酸性的溫泉或者硫化氫溫泉的話，在浸泡完之後一定要用清水沖洗一遍，尤其是皮膚容易過敏的人，以避免引發副作用。

在泡溫泉的時候最好是結伴而去，以免發生意外情況。溫泉根據水質的不同也分為不同的種類，每一種對治療疾病的效果也都是不同的，因此在泡之前要瞭解好溫泉的種類，再根據自身的條件選擇適合的溫泉，這樣才能避免對身體造成的傷害，也能達到治療疾病的目的。

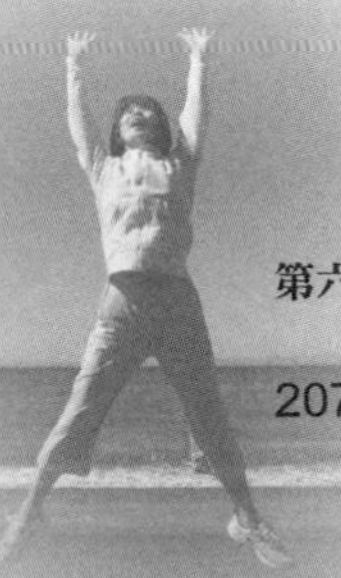

清末慈禧太后：
正確按摩享天年

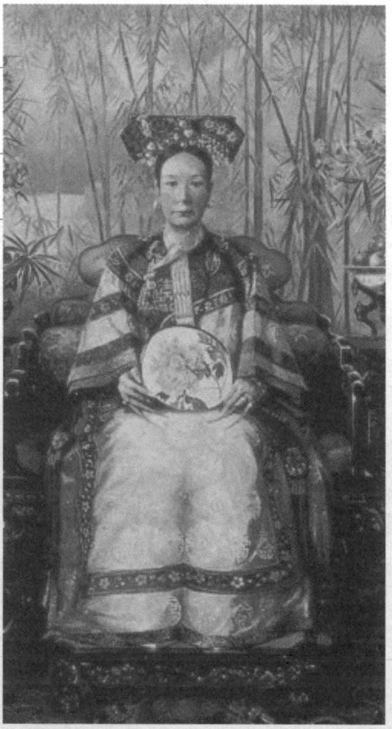

貴族小檔案

姓　　名：葉赫那拉杏貞

性　　別：女

生卒年月：西元1835年11月29日～1908年11月15日。

出 生 地：北京。

生平簡介：慈禧是咸豐帝的妃子，同治帝的生母，光緒帝的養母。同治繼位後尊為聖母皇太后，尊號為慈禧太后。在清文宗駕崩於避暑山莊後，治喪期間因與慈安太后發生分歧，移到西暖閣居住，因此也被稱為西太后。

慈禧博學多才，能書善畫，書法善於行書、楷書，繪畫有花卉等傳世。死後清朝上諡號為「孝欽慈禧端佑康頤昭豫莊誠壽恭欽獻崇熙配天興聖顯皇后」。

養生法則：按摩。

慈禧太后曾經三次垂簾聽政，活了74歲。談到她的養生祕訣，目前的研究都認為是和正確的按摩方式有關。而備受慈禧寵愛的太監李蓮英，不僅善於花言巧語、阿諛奉承，更是精通按摩之道。他早年曾得到名師的指點，再加上自己的潛心研究，將一套按摩養生術練到了精妙絕倫的地步。慈禧太后無論走到哪裡，都會把李蓮英帶在身邊。

每天早晨的四點或六點，李蓮英都會來到慈禧太后的寢宮裡，跪在塌前一張特置的紅毯上。李蓮英也不敢掀開簾子，只能將手輕輕地從被角裡伸進去，由慈禧太后的上半身開始，及至手臂、腿部，除了不方便的地方之外，每個部分都要按摩三、五十次左右。每天晚上臨睡前，慈禧也都會把李蓮英宣到寢宮裡，給她按摩一直到她睡著為止。

其他的太監給慈禧按摩時，力道不是重了就是輕了，經常受到慈禧的呵斥，甚至是杖責。只有李蓮英按摩的功夫恰到好處，因此慈禧太后才對他特別寵愛，在她執政的時候還打破祖上訂下的規矩，將李蓮英封為二品官。慈禧太后也經常讓李蓮英來陪自己聽戲，還把他喜歡吃的東西留給他。

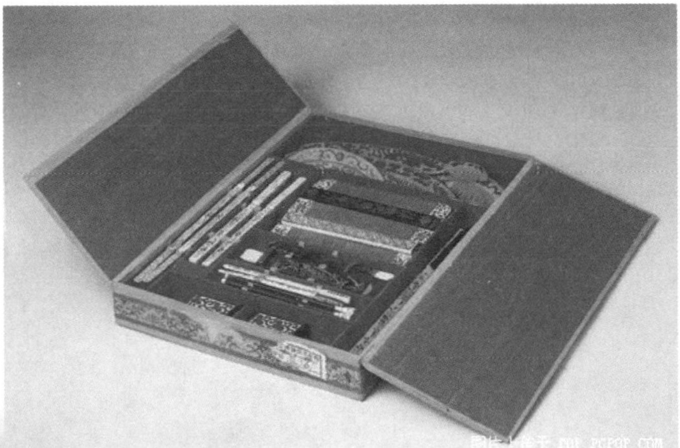

一生愛美的慈禧太后喜歡各種梳妝盒，梳妝用品極多，多寶格的梳妝盒就成為侍女們精心準備的必需品。

慈禧太后有一個經常使用的臉部按摩器，叫做太平車。現在的北京故宮博物院裡還保存著好幾件，在一些玉器商店裡也有這樣的器具。太平車一般呈丁字形，是由玉器、瑪瑙或金、石等名貴的材料製成的。它的橫頭是一個橢圓形的滾輪，中間有一根長長的手柄，使用的時候將滾輪在臉部的穴位上來回地滾動，就能促進臉部的血液循環，使毛細血管擴張，加強新陳代謝。同時它還能使臉部的神經得到調整，消除肌肉痙攣和疲勞感。

《醫宗金鑑》裡說道：「皮膚黑斑，由憂思抑鬱血弱不華，火燥滯而生於面上。婦女多有之。宜以玉容散早晚洗之，常用美玉磨之，久久漸退而癒。」所以，用玉來摩擦臉部能夠使其更光滑潤澤，還能除肝減癲。慈禧太后每天用香皂洗臉以後，就塗上玉容散，然後再用太平車按摩臉部，收到了意想不到的效果。

這樣養生好處多

按摩在我國已經有數千年的歷史了，它主要是用推、拿、揉、壓、搓、扣、打、動、滾、指針、扳、捏、踩等手法，在人體的穴位上用力，來達到防病、治病、舒筋健體和延年益壽的目的。按摩對人體的作用有很多，比如疏通氣血、促進血液循環、調節神經系統功能、改善新陳代謝、增強抗病能力等，而且按摩的時候也不會受到時間、環境的限制，既可以由他人來幫助按摩，也可以進行自我按摩，所以說按摩是自我保健的基本方法之一。

有些古人就很善於自我按摩，例如蘇東坡就透過按摩足心達到了長壽的目的。此外，透過對身體不同部位的按摩，還能達到不同的作用。如按摩耳朵可以防治耳病和內臟病，按摩肋部能夠梳理肝膽經氣，按摩腹部能夠刺激消化，開胃健脾等等。以下分背部、胸部和足部來詳細介紹：

①背部

背部的許多穴位都有助於人體的健康和養生，對這些穴位進行按摩就能起到治病的作用。脊柱周圍的神經和人體的內臟有著直接的聯繫，對此按摩就能使疾病得到舒緩，也會啟動血液的流通，刺激神經末梢，加強細胞的新陳代謝。此外，背部的穴位也和大腦相連，在按摩的時候可以起到傳導作用。

②胸部

人體胸腺的發育不僅和年齡有關，還和免疫功能有關。在青春期過後，胸腺的發育就會逐漸地退化和萎縮，最後會被脂肪組織取代。因為胸腺可以滋生免疫細胞，提高免疫能力，在按摩胸腺的時候以順時針或逆時針的方式，能促進有益於女性健康和健美的胸腺素分泌，進而提高人體抵抗疾病的能力。

③足部

人體的12條經脈中，有3條陰經和3條陽經是在足部循行的，足部分佈著大量的穴位，還包括人體全部資訊的局部器官，當人體的某一個器官發生生理上的變化時，足部的反射區就會先做出相對的反應。因此，按摩足部不僅可以疏通經絡、調節氣血，還能有排毒治病的療效。

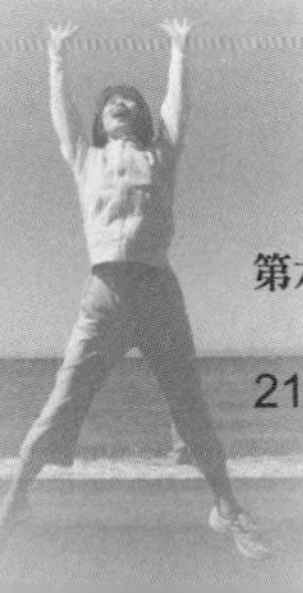

按摩雖然能夠對身體產生很好的幫助，但一定要持之以恆才會收到最好的效果。同時，在按摩的時候也有一些禁忌是必須要注意的：空腹、飽食和飲酒以及劇烈的運動之後，千萬不能用力按摩；不要在痛、癤和腫瘤的部位進行按摩；不要在骨折和關節脫臼的部位進行按摩；不要對高血壓和貧血患者的預測動脈進行強力按摩；不要對孕婦的合谷和三陰交等穴位進行強烈的刺激；不要對患有傳染病、皮膚病、淋巴管炎和血友病的患者進行按摩；不要對幼兒的頭部進行按摩。

教你如何按摩臉部

生活在都市裡的人，尤其是女性常因為忙碌而忽略了對皮膚的保養，或者認為按摩太麻煩、太費事。其實只要能夠掌握住正確的按摩方法，即便時間再短也能起到養生的作用。下面介紹一種對臉部進行按摩的方法，既省事又省時間：

①在眼部塗抹上適量的護膚霜，然後用雙手的食指按在雙眼的兩側，再把中指按在眉梢的下面，將皮膚和肌肉用力地向太陽穴的方向拉，一直到眼睛繃緊為止。然後把雙眼閉上張開6次，再重複之前的動作持續1分鐘，可以消除眼下的皺紋。

②閉上眼睛，將食指和中指按在雙眼的兩側，再用無名指撐住眼皮，當眼皮下垂的時候用手指慢慢地朝耳朵的方向拉伸5次，休息片刻後再重複以上動作1分鐘，可以消除眼角的皺紋。

③在額頭上塗抹少許的護膚霜，將拇指靠在額頭的正中央，然後雙手上下移動，以拇指至手腕部分的肌肉對額頭進行按摩。然後再以同樣的方式從額頭的一側按摩到另一側，持續1分鐘，可

以消除前額的皺紋。

④在下巴上塗抹少許的護膚霜，然後用右手的中指以左側嘴角的下端為起點，對下巴的左半部分進行用力地按摩，之後再按摩右半部分。或者用手指將下巴使勁地向上推，持續1分鐘，可以使下巴更加健美。

⑤在臉部塗抹適量的護膚霜，然後將中指和食指按在嘴邊慢慢地向鼻子的方向推進，在經過臉頰的時候用力向耳朵的方向拉伸，持續1分鐘，可以使臉頰的肌肉更加健美。

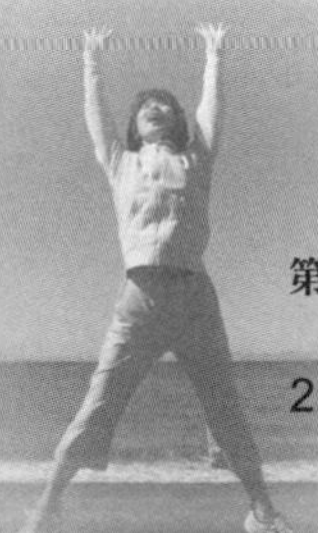

幽默大師蕭伯納：
一生癡迷冷水澡

貴族小檔案

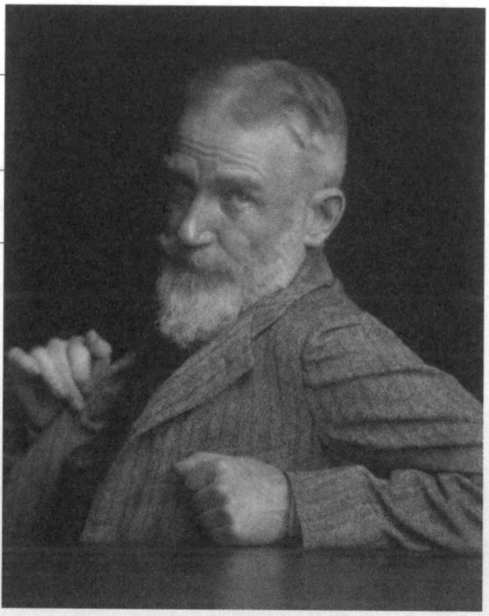

姓　　名：喬治·伯納·蕭

性　　別：男

生卒年月：西元1856年7月26日～1950年11月2日。

出 生 地：愛爾蘭都柏林。

生平簡介：1892年，蕭伯納正式開始劇本創作，他的戲劇不僅改變了19世紀末英國舞臺的陰霾狀況，掀開了英國戲劇史的新頁，他本人也成為了戲劇界的革新家。

1896年蕭伯納結婚，婚姻使他的一些生活習慣發生了改變，唯一不變的是他對戲劇的熱愛。此後他相繼寫出了《英國佬的另一個島》、《巴巴拉少校》、《皮革多利翁》、《傷心之家》、《聖女貞德》等大量優秀的作品。

1925年，蕭伯納獲得了諾貝爾文學獎，他把這筆獎金捐給了瑞典的窮作家們。

1950年11月2日，蕭伯納在赫特福德郡埃奧特聖勞倫斯寓所因病逝世，享年94歲。

養生妙語：我的健康得力於我的鍛鍊，我的鍛鍊發自我對生命的熱愛。

蕭伯納出生在一個沒落貴族家庭，從小就受到了嚴格的教育。他是世界文壇上最長壽的文學家之一，終年94歲。

蕭伯納在生活實踐中摸索出一套養生辦法，既能保持寫作的靈感，又對身體健康有益。這個方法就是堅持洗冷水澡的習慣。不管是春、夏、秋、冬，他每天起床後都要先洗一個冷水澡。這樣不僅讓自己的頭腦更加清醒，工作狀態更加出色，同時也使身體變得更強壯，培養了自己堅強的意志。

除此之外，蕭伯納保持著的鍛鍊身體的習慣，在很小的時候，蕭伯納就很注意身體的鍛鍊，他每天都是跑著去上學，然後又跑著回家。有時候在路上偶爾碰到馬車的話，還會和馬車賽跑。他這個習慣長久地堅持了下來，即便是去參加什麼活動也要跑步前往。因此，蕭伯納的身體一直都很不錯。

蕭伯納曾經這樣說過：「我的健康得力於我的鍛鍊，我的鍛鍊發自我對生命的熱愛。」成年之後，蕭伯納也從來沒有中斷過體能鍛鍊。

蕭伯納在寫作的時候通常都不在書房裡面，只要天氣不錯，他就會帶著紙張、筆墨等來到海邊的沙灘上，一邊曬太陽一邊寫作。當他寫累了的時候，他就會起來活動活動身體，或者去跑跑步，或者騎上自行車去兜風，又或者跳進海裡去暢游一番，等精力恢復之後再重新投入到寫作中。

到了晚年，蕭伯納依然每天精力充沛，筆耕不輟，這都是源於他平時鍛鍊的結果。在他古稀

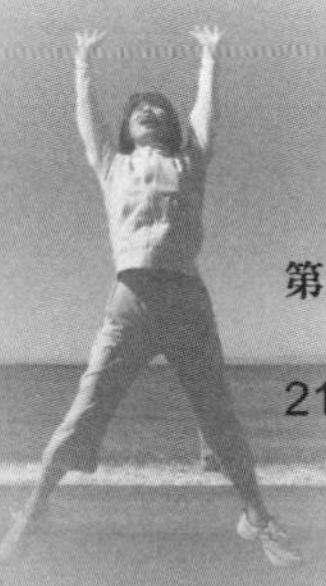

之年的時候，他還堅持著每天洗冷水澡的習慣，就算是在生病的時候，也從不停止身體鍛鍊。

蕭伯納說：「無論做任何事情首先都要有一個健康而強壯的身體，只有在智力和體力上一直堅持著刻苦的鍛鍊，一個人才能取得突出的成就。」常年堅持冷水澡的習慣不僅鍛鍊了蕭伯納的身體，也鍛鍊了他的意志，使他能夠更加理智與樂觀地去面對生活裡發生的一切問題。

1950年，在蕭伯納逝世之前，他親自為自己題寫了一段墓碑銘文，上面詼諧而幽默地寫道：「我早就知道無論我活多久，這種事情還是一定要發生的。」

這樣養生好處多

冷水澡是一種用自然因素來鍛鍊的方法，習慣上人們又把它稱為「血管體操」，它的水溫一般是在5～25℃之間。

冷水澡可以提高人體抵抗寒冷刺激的能力，當冷水對皮膚產生刺激時，皮膚內的血管就會急劇地收縮，促使血液大量地流向深層血管，皮膚也會變成白色。此時外週的血管就會擴張，使內臟中的血液流到體表的血管內，而皮膚又變為紅色。當外週血管再次收縮的時候，皮膚又會變為蒼白，同時嘴唇也開始發紫，甚至出現「雞皮」的現象。整個過程中的血管擴張與收縮，就可以增加血管的彈性和骨髓的造血功能，使血液得到重新分配，增加血液當中的紅血球和血紅蛋白的含量，對身體產生很好地鍛鍊作用，對增強人的體質、防治疾病以及延年益壽都有不錯的效果。

具體來說，冷水澡對人體的保健功效主要表現在以下幾個方面：

①使心血管系統的功能得到增強，防止動脈硬化。

在進行冷水澡的過程中，由於血管彈性和韌性的增強，也就使心肌的舒張和收縮功能得到提高，進而減少血管壁中膽固醇的堆積，有防止高血壓、冠心病及動脈硬化等作用。

②提高抵抗寒冷的能力，加強呼吸系統的功能。

當冷水對人體產生刺激時，人就會情不自禁地猛吸氣，之後呼吸出現短暫的停止，直到呼出後呼吸也變得更加深長。這就增加了氧氣的吸入，也排出了更多的二氧化碳，同時深呼吸也增加了腹部的壓力，對呼吸肌的功能起到了很好地鍛鍊作用。

當整個呼吸系統的功能提高之後，相對地也會增強人體對外界氣溫的適應能力，對感冒、支氣管炎和扁桃腺炎等起到預防的作用。

③提高中樞神經系統的功能。

當冷水對皮膚產生刺激時，也會造成大腦的興奮，在中樞神經系統的調控下，全身的各個器官組織都會積極地活動起來以抵禦寒冷。因此，透過神經反射和大腦的作用，堅持進行冷水澡鍛鍊就可以增強中樞神經系統的功能，使腦細胞衰老和死亡的進程得到減慢，防治頭痛、失眠和神經衰弱等。

④增強消化系統的功能。

冷水的刺激可以促進腸胃的蠕動，使消化功能得到提高。此外，在冷水的刺激下，人體必須

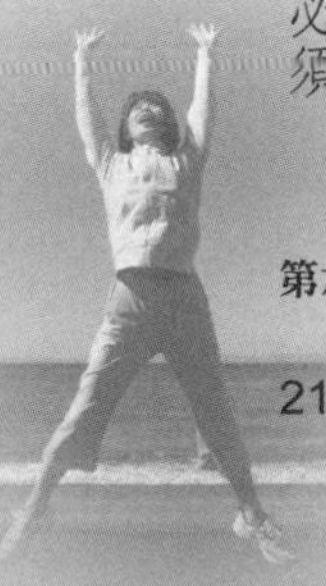

增加營養的攝入來促進產熱，進而提高了食慾，增強整個消化系統的功能。

⑤美容除皺。

冷水澡會增強皮膚肌肉的機械摩擦，在對皮膚清潔的同時也促進了皮質的分泌，使皮膚更加柔滑，增強了皮膚的彈性，也達到了除皺的效果。此外，也可以增強對皮膚病的抵抗能力。

⑥減肥瘦身。

冷水澡可以達到減肥的作用，因為它能增加體內熱量的釋放，進而減少皮下脂肪的堆積。冷水澡鍛鍊應該遵循循序漸進的原則，並且要持之以恆。一般來說，冷水澡開始的時間最好選擇在秋季，此時的水質較清純，氣溫也開始漸漸地降低，人體對寒冷和冷水的適應能力也可以逐步地得到加強。

冷水澡是一種老少皆宜的保健方式，在鍛鍊時應該先從溫水開始，逐漸地降低溫度，但不要低於5℃。並且在鍛鍊之前一定要先做熱身，出浴後也要迅速地將身體擦乾，並穿好衣服，注意保暖。進行冷水澡最佳的時間是在早上，這樣可以振奮精神，而入睡之前鍛鍊的話就會對大腦造成刺激，影響睡眠。

此外，患有高血壓、心臟病、癲癇、胃炎、開放性肺結核、病毒性肝炎、急性傳染病的病人以及月經期和孕產期的婦女不宜進行冷水澡，在空腹、飽食、酒醉或者劇烈運動之後也不宜進行。

幾種常見的冷水澡

泡臉：即將臉部浸入到冷水之中，然後用鼻子呼氣，再抬頭吸氣，以此反覆10次。最後將毛巾用冷水浸溼，摩擦臉、耳和頸部，然後用乾毛巾擦淨，再以手掌將臉部和頸部摩擦至發紅發熱。

擦浴：即將毛巾用冷水浸溼後擦傷身體，注意用力不要過猛，擦拭四肢時可以從肢端開始，以幫助靜脈的迴流。擦拭的時間因人而異，一般至皮膚發紅發熱即可。

淋浴：開始時可以先用35℃的溫水，再慢慢降低水溫。用水將身體淋溼後，再用溼毛巾擦拭背部，然後再沖淋乾淨。淋完之後要用乾毛巾擦乾，時間一般為3～5分鐘。

浴足：將腳浸入在冷水之中，雙腳相互摩擦，或者用手指對湧泉穴進行按摩然後用乾毛巾擦乾，時間一般為2分鐘左右。

浸泡：即將身體在冷水之中浸泡，之後用乾毛巾將身體擦至微紅，時間一般為半分鐘至2分鐘左右。

冬泳：在冬泳前一定要做好熱身活動，時間一般不宜太久。

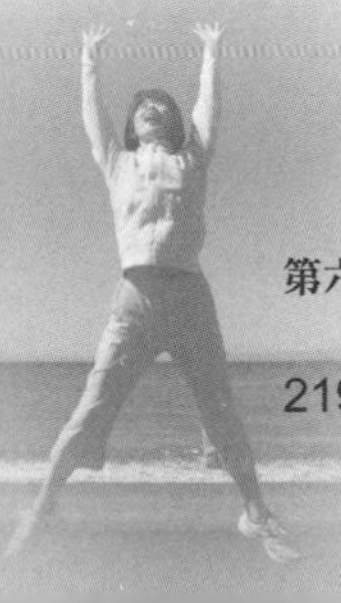

經營之神王永慶：
撞牆功最養生

貴族小檔案

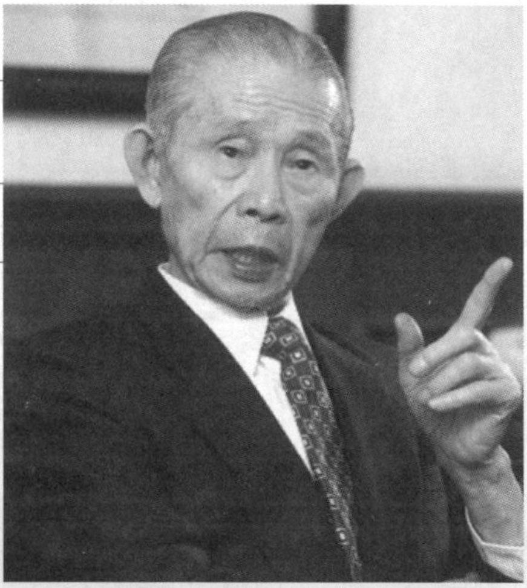

姓　　名：王永慶

性　　別：男

生卒年月：西元1917年1月18日～2008年10月15日。

出 生 地：臺灣臺北縣新店直潭。

生平簡介：15歲輟學做學徒工，16歲自辦米店，靠用心和勤奮努力站穩了腳跟，並在1954年籌資創辦了台塑公司。如今的台塑集團已經是臺灣最大的民營企業集團，成為名副其實的龐大「王國」。

2004年8月1日，王永慶創辦的明志技術學院改制為明志科技大學。

2006年6月5日，王永慶指示成立台塑企業行政中心，以90歲高齡正式宣布交棒。

2008年5月，王永慶捐贈1億元人民幣協助四川成都與汶川等地區的震後重建工作。

2008年6月，福布斯公佈王永慶身價68億美元，位居臺灣第二。

2008年王永慶在美國時間10月15日上午於美國過世，享壽92歲。

養生妙語：成功不重要，健康最重要。

王永慶15歲輟學開始做學徒，第二年他就用從父親那借來的200塊錢自己開起了米店，從此走上了創業之路。1954年，王永慶籌資創辦了台塑公司，在他的領導下，50年後台塑發展成臺灣最大的民營企業集團，擁有員工7萬多人，資產總額1.5萬億新臺幣。王永慶不僅是有名的經營之神，也是少有的長壽企業家，終年92歲。

王永慶年至九旬的時候身體仍然很健朗，思路也非常敏銳，他常說：「成功不重要，健康最重要。」王永慶的母親晚年時在台塑大樓的頂樓種菜，活到107歲依然耳聰目明，因此他就根據母親「活到老動到老」的示範，在自己的養生上非常注重勞動和勤作，一生都保持著儉樸的生活習慣。

王永慶每天晚上9點準時睡覺，凌晨3點起來做撞牆功和毛巾操，6點的時候再回去睡個「回籠覺」，然後8點多就去上班。據說他的撞牆功能夠活絡全身的血脈，對養生有十分神奇的作用。

除了撞牆功之外，王永慶還喜歡很多運動，比如打高爾夫球、慢跑和游泳等。以前每年他都要帶頭跑5,000公尺，有時候連馬英九都跟不上他的速度，他還曾創下36分鐘30秒的紀錄。這個習慣一直堅持到80多歲，後來隨著年齡的增長，他又開始學習打坐，還特地向女婿楊定一討教「還原六法」，用氣功來調和身心。

據說王永慶的家裡還有一塊紐西蘭神木，有人出價上億元他都不肯賣。每天空閒的時候，他都會和三娘李寶珠環抱著這塊神木，來汲取令人長壽的靈氣。綜觀王永慶的養生方法，最關鍵的

還是運動，尤其是早期的撞牆功，對他的身體產生了極為重要的影響。

這樣養生好處多

撞牆功又叫做靠山功或虎背功，簡稱撞牆。它是太極拳練習發勁和透勁的竅門和基本功，是太極拳致用的無上法門，也是楊式太極拳的不傳之祕。撞牆功被稱為是能夠治百病的「萬靈丹」，對治療多種疾病都能起到非常顯著的效果。

之所以有如此功效，這是因為在人體背部的脊柱和兩側分佈著大量的脊神經，以及人體很多重要的穴位，經常對這些穴位和神經進行刺激就可以透過經絡和神經系統的傳導作用，來加快局部和全身的血液循環，提高內分泌和消化功能，增強機體的免疫力和抗病能力，以此來進行養生保健。它對人體產生的影響主要體現在以下幾點：

打通督脈四條膀胱經，對與之相連的內臟疾病進行不同程度的治療；活動五臟六腑，清除體內的酸毒和廢物，加強細胞的活化和再生，提高免疫力和自癒能力；強化臟腑的功能，對泌尿和生殖系統的功能進行改善；促進靜脈的迴流，使血液循環和新陳代謝加快。

在練習的時候，要盡可能將整個背部都撞擊到，可以從背的上部、下部、腰、左右肩胛和側背部依次進行碰撞。具體的做法是：在離牆15～20公分的地方站立，雙腳打開與肩同寬，全身自然放鬆，上半身稍微向前傾，然後將背部向後撞擊牆壁，頻率約為每秒鐘一次，撞擊時要注意呼吸自然輕鬆，動作有力但不能過猛。在整個過程之中腳掌應該始終緊緊地貼在地面上，膝蓋也不要上下起伏的情況。

這種撞牆功雖然簡單，在練習的時候也要循序漸進。剛開始可以先持續5～10分鐘，然後慢慢地增加到半小時左右，注意時間一定不能太久，否則就達不到應有的效果。當整個背部感覺到明顯的發熱時，就表示練習的目的已經達到了。

撞牆功對很多疾病都有預防和治療的作用，比如頸椎病、腰痛、慢性咳嗽、便祕、失眠等，它還能清除堆積在肺底部的積炭和細菌等污物，對長期抽菸的人特別有益。此外，它還能有效地消除身體疲勞感，增強體質，還可以矯正駝背，使自已的身材看起來更加地挺拔和健美。

這種保健方法雖好，但在練習時也要注意。老年人可以少撞一些時間；孕婦、生理期、飽食者和手術未滿一年的人不宜練習；患有嚴重心臟病、高血壓、內臟下垂、晚期腫瘤和身體比較虛弱的人，初期應該由教練陪著，並且在撞擊時不要太用力，身體要完全地放鬆；自然地靠牆站著，讓臟腑兩側的肌肉和韌帶能夠平衡地振動，這樣才能達到最理想的保健效果。

有些人在練習的時候也會出現頭痛、頭暈、頭脹等不適的感覺，此時可以適度地減少每次撞擊的時間和力度，慢慢症狀就會消失了。撞牆功簡單易學，只要我們能夠長期堅持，身體就一定會變得更健康。

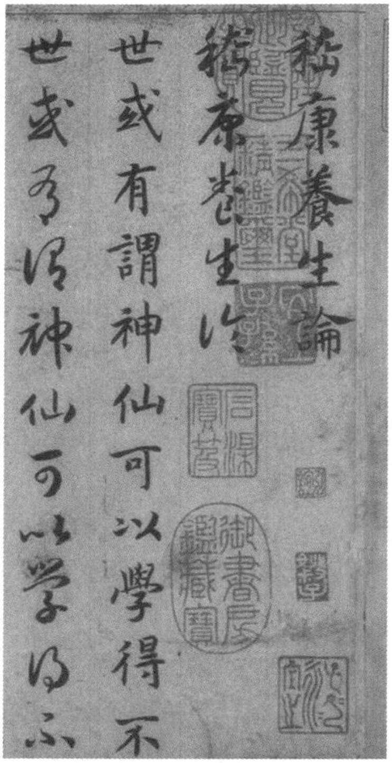

宋高宗趙構親筆書寫的《嵇康養生論》。

撞牆功的動作要領

撞牆功雖然簡單，但在練習時多加注意以下幾個動作要領，就能使我們的鍛鍊效果更加突出：

①練習時雙腳平行且與肩同寬，腳跟離牆壁的距離盡量以身體上半部的重心向前微傾時能夠自然地離牆為準。

②在撞擊的瞬間意守腰背，能起到按摩督脈和足太陽膀胱經及臟腑穴位的效果，也能加快靜脈的迴流，避免出現頭部供血不足的狀況。

③在撞擊的時候雙手要自然地下垂擺動，撞擊時向後擺，當身體被牆壁彈回時要向前擺，這樣藉著雙手的擺動之力可以對身體的撞牆和離牆起到幫助，減少初學者刻意出力的毛病。

④初期撞擊的部位應該在肩胛骨以下，並且撞擊的瞬間只能出現一聲，以身體感覺舒適為準。時間久了可以將整個背部做為撞擊面，也可以單一的對某一部位進行重點撞擊。

⑤在練習時身體不能僵硬或出力，尤其是在撞擊的瞬間，這樣才能使體內的臟腑產生相對而協調的振動。如果身體太僵硬就會使肌肉韌帶緊繃，對臟腑的運動造成不利影響。

⑥練習的時候呼吸一定要自然放鬆，尤其是在撞牆的瞬間，更不能憋氣或停止呼吸。

⑦練習前對牆壁的選擇也要注意，牆面必須平整沒有凸起物，撞大樹是嚴格禁止的，否則可能會導致椎骨脫位，嚴重的還會造成半身甚至是全身不遂的狀況發生。

俄羅斯總理普京：
善垂釣樂在其中

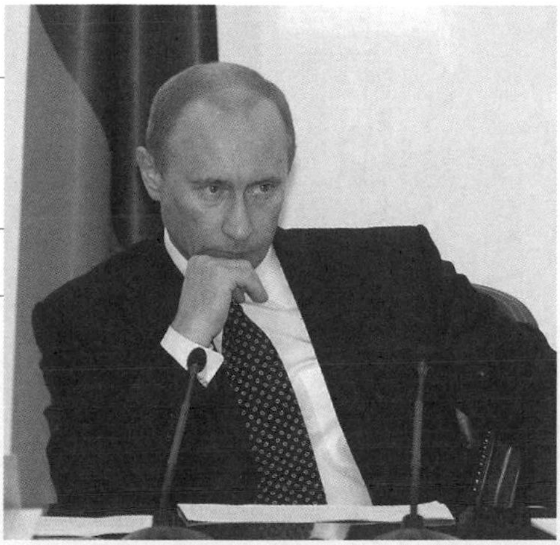

貴族小檔案

姓　　名：弗拉基米爾．弗拉基米羅維奇．普京

性　　別：男

生卒年月：西元1952年10月7日～至今。

出 生 地：聖彼德堡市。

生平簡介：1975年，普京畢業於列寧格勒大學法律系，後被分配到克格勃第401保密學校。期間因為成績優異，又被分配到特工科上班。

1985年，普京被派到民主德國工作。5年後回國先後擔任列寧格勒大學校長外事助理、聖彼德堡市市長顧問、聖彼德堡市對外聯絡委員會主席。

1994年，普京擔任彼得堡市的副市長，1996年擔任俄聯邦總統事務管理局副局長。

1999年，普京開始擔任俄聯邦安全會議祕書，不久又出任總理。在同年葉爾辛辭去總統職務後，普京出任代總統，並於次年正式成為俄聯邦總統。

2004年，普京再次當選總統。連任兩期後，2007年辭去總統職務，開始擔任政府總理。

養生法則：垂釣、柔道。

普京的相貌並沒有那麼英俊瀟灑，但他卻具有一種獨特的魅力，成為當今世界女性眼中最有魅力的男人。之所以受到女士的青睞，那是因為普京出現在公眾面前的時候總是容光煥發，陽剛十足，而能夠保持充沛的精力，就在於他長期堅持體能鍛鍊。

普京小的時候身體不好經常生病，他11歲時就到一家俱樂部學習摔角，不久又開始學習柔道。憑藉著自己堅強的性格，他很快就成為了俱樂部中的佼佼者，並在蘇聯柔道界嶄露頭角，多次在大學生運動會上得獎，還拿過聖彼德堡市的柔道冠軍。

1973年，普京成為一名柔道教練，教出了眾多優秀的柔道高手，曾經兩次獲得世界冠軍的桑勃式摔角運動員阿布杜拉耶夫也是他的弟子。因此，普京獲得了政府頒發的「功勳教練」的稱號。

在當選總統以後，普京也從沒有放棄過體能鍛鍊。他每天起床後都要做半小時的體操，然後再去游泳。等到週末休息時，他還會約上幾個朋友一起去河邊垂釣。

有一次，普京陪同摩納哥國王阿爾貝二世去西伯利亞的葉尼塞河釣魚。他站在河邊脫去上衣，露出魁梧的上身，頭上戴著一頂軍用的野營帽，還有一副大大的太

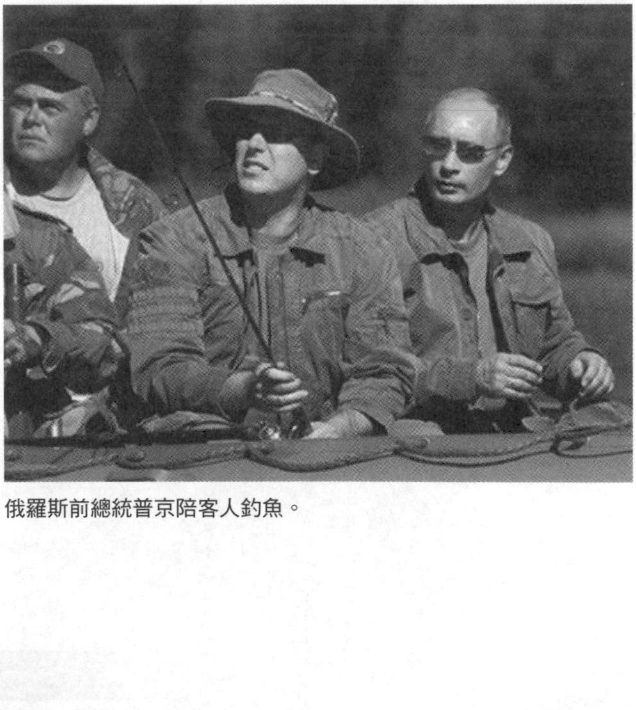

俄羅斯前總統普京陪客人釣魚。

陽眼鏡，手中穩穩地握著魚竿。普京釣魚的動作非常優雅、專業，沒多久他就釣到了一條大魚，興奮地向人們展示他的戰利品。後來幾個人又開始乘著橡皮艇垂釣，阿爾貝國王也釣到了不少，到了晚上幾個人遊興未盡，就用釣來的魚舉行了一場篝火晚宴。

普京釣魚的形象被報導之後，受到了人們的廣泛讚揚，就連俄羅斯現任總統梅德韋傑夫也是羨慕有加。為此他也特地跑到河邊去模仿普京的釣魚動作，雖然他也釣到了一條大魚，但他吃力地把獵物拖上岸來，在士兵的幫助下才把大魚捉到網子裡，這些比起普京的酷形象可真是差遠了！

長期的體能鍛鍊使普京的身體保持著健康充沛的活力，但同時也帶來了一定的影響。每次他出國訪問的時候，不少人都會給他送上體育用品，在他的家裡擺滿了漁具、冰鞋、柔道服、滑雪服、運動衫等。有好朋友來拜訪的時候，普京就會得意地向他們展示這些心愛的禮物。

這樣養生好處多

垂釣是一種傳統的養生方式，也是一種廣受人們喜愛的消遣活動，更是一劑促進身心健康的「靈丹妙藥」。傳統中醫認為，一個人長時間地處在大自然之中，就會促進機體的新陳代謝，改善大腦和中樞神經系統的功能。

在垂釣的時候，人的大腦需要全神貫注地集中起來，此時，一小部分的腦神經處於運動的狀態，而大部分腦神經則可以得到充分的休息，使緊張的神經得到舒緩和放鬆，達到消除疲勞的作

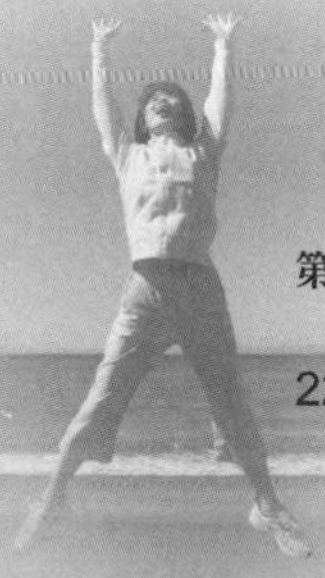

用。垂釣被人們稱作「靜神養生法」，人在入靜的狀態下大腦會恢復到童年的電波狀態，使人的衰老指標得到逆轉，有返老還童的功效。

俗話說，人有三寶，即是精、氣、神。養生學認為養生首先要養神，醫書上也說：「靜則神藏，躁則神亡。」因此，神是人體生命的主宰。在垂釣的時候，人的心情必須處於平靜的狀態，動作也要勻緩寂靜，周圍的環境也需要保持安靜，這就對釣魚者的身心鍛鍊產生了很好的作用。具體來說，垂釣對人體身心健康的影響主要表現在以下幾個方面：

①調節精神狀態

人在長時間的工作和勞動之後，就會導致大腦皮質的神經組織出現抑制現象，而垂釣能夠有效地消除疲勞，轉移大腦皮質的興奮中心，也能對情緒進行調節，豐富業餘生活。釣魚的重心在於怡情養性，而不僅僅是表面上的收穫。

②培養生活情趣

人的生活情趣是對物質和精神的需求以及周圍環境的體驗，古人云：「情者也，接於物而生者也。」因此，只有在和環境的接觸之中，才容易使人迸發出真切的情感。而垂釣時置身於優美的大自然之中，不僅能呼吸到清新的空氣，也能觀賞到如山如畫的美麗風光，滿足精神上的享受，提升生活的情致與趣味。

③磨練意志

垂釣需要足夠的耐心，人的意志是經過長時間地鍛鍊培養起來的，而對垂釣來說，時間就是耐力。在收穫一些喜悅的時候，垂釣者更需要冷靜和沉著，這對鍛鍊人們的情操和磨練堅強的生活意志是非常重要的。

④培養良好心境

生活中，我們往往會懷有很多期待，但結果有時候也會令人失望。而對垂釣者來說，不管是收穫的喜悅還是脫鉤的惆悵，都會是一種美好的享受。久而久之，人們就可以在垂釣中培養自己正確對待現實生活的態度，促進良好心境的形成。

此外，垂釣除了能夠鍛鍊身心，說不定還能享受一頓豐富的大餐。魚肉中含有大量的蛋白質、維生素和鈣、磷等營養物質，能夠有效補充人體所需的能量，維生素還能防治夜盲症和軟骨病。魚油中還有一種叫做20碳5烯的物質，有抗血栓的作用，能防止心血管疾病。其中的不飽和脂肪酸還可以降低血清內的膽固醇和三酸甘油酯，對冠心病有一定的預防作用。魚眼中含有大量的22碳6烯酸，能夠補腦健腦。

垂約新手課堂

垂釣的確是一種很好的養生方式，但對一些新手來說，在釣魚時應該注意一下以下問題：

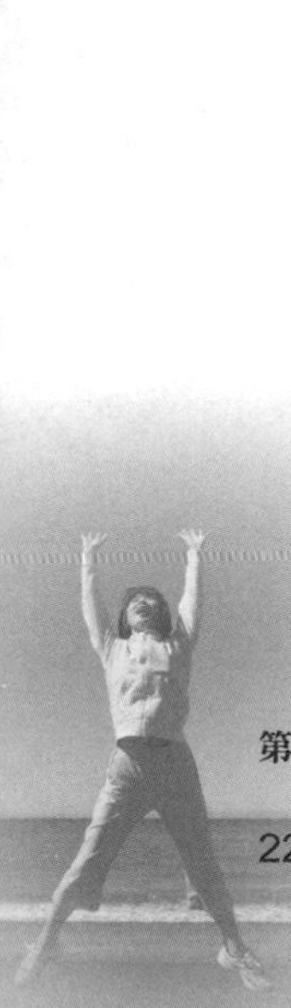

首先要選準位置。在初春或初冬的時候，魚的活動範圍會縮小，這時候就要選在距岸稍遠一點且水比較深的地方，周圍淺而中間有深溝的地方是最佳位置，魚群常常會聚集在此。

其次，要注意魚餌。水溫較低的時候，魚餌的味道發散比較慢，範圍也會縮小，這時候就要選擇鮮活並且濃香的餌食。可以用純黃豆粉和白麵粉再加上一點老鬼鯽魚蘸餌製成，這樣不僅色、香俱備，魚餌的黏附度也高，對魚的引誘力更強。

最後，要適時提竿。初春和初冬時咬鉤的多是鯽魚，由於水溫較低其咬鉤的幅度就會減小，這時如果出現連續地點動，或者升高一目，下沉一目，橫移一目半以上，以及上升半目後停止不動時，就要果斷地提竿。

另外，在外出垂釣時也要注意以下問題：外出時最好結伴而行，可以互相照應；做好防曬、防溼、防風等準備；患有疾病的人外出垂釣要帶上必須的藥品，時間不宜太久；外出時要注意飲食健康；釣魚時要選擇安全的位置，防止掉落水中；垂釣享受的是過程和樂趣，不要因為釣不到魚而心情不快；垂釣的時間不宜太久，每隔一段時間要起身活動一下；不要坐在潮溼的地方，尤其風溼病患者更要注意。

第七法

居養

——生命長青在於起居有常

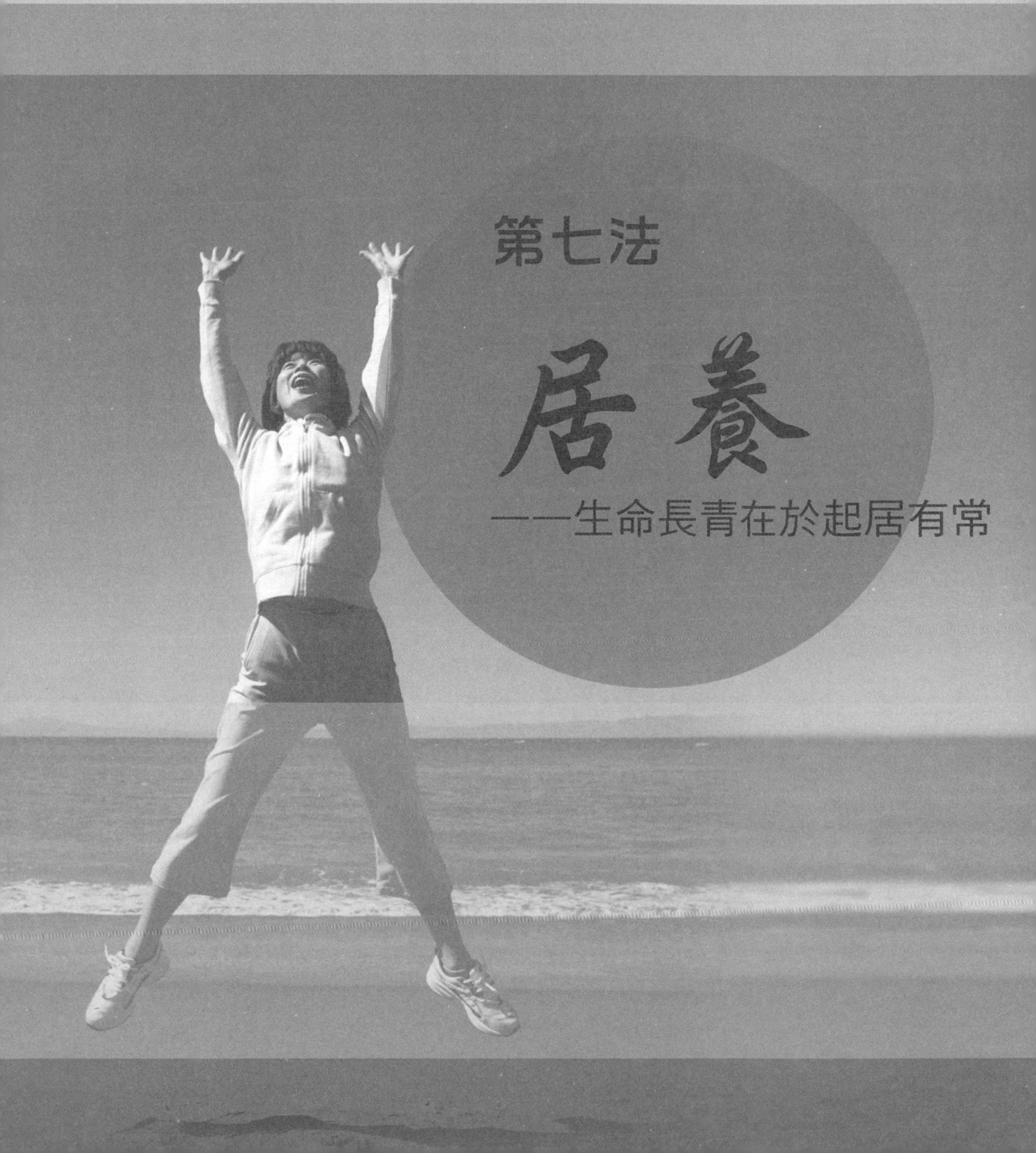

南朝梁武帝蕭衍：
君王位高不好色

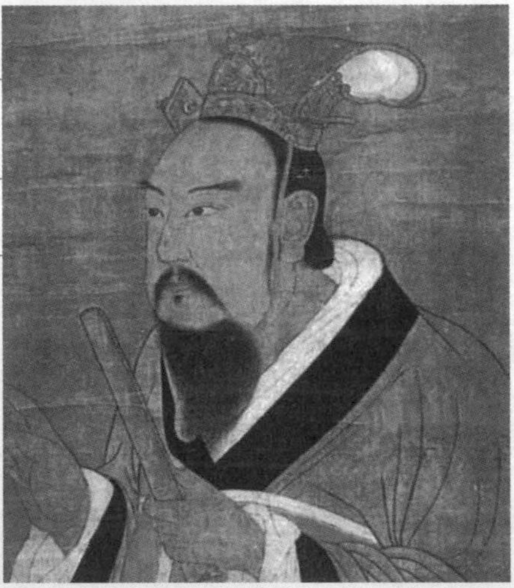

貴族小檔案

姓　　名：蕭衍

性　　別：男

生卒年月：西元464年～549年。

出 生 地：南蘭陵中都里（今江蘇丹陽）。

生平簡介：蕭衍自幼就很聰明，並且博學多才，喜歡讀書，尤其在文學方面很有天賦。

西元500年，蕭衍起兵反對蕭寶卷，並於次年擁立蕭寶融為帝。

西元502年，蕭衍稱帝，南齊滅亡，南梁建立。

西元527年、529年、546年、547年，蕭衍先後四次捨身入佛門。

西元548年，侯景之亂爆發。次年蕭衍被侯景軟禁，飢渴而死。

蕭衍的著作極多，除了學術著作之外，《隋書．經籍志》有《梁武帝集》26卷（梁32卷）、《梁武帝詩賦集》20卷、《梁武帝雜文集》9卷。

養生法則：節慾、信佛。

梁武帝是歷代皇帝中的長壽亞軍，僅次於乾隆，據說80歲了還能上陣打仗。同時，他又被稱為「和尚皇帝」和「菩薩皇帝」，在位期間他曾經四次捨身入寺，精心研究佛教理論。歷史上有很多的帝王由於過度縱情於聲色，導致腎虧傷了元氣，造成身體各個器官的功能出現失調甚至衰退的症狀。而梁武帝則是剛過50歲便停止了房事，開始專注於養生，這也是他長壽的最大祕訣。

梁武帝早年以名士和才子著稱，多才多藝，尤其擅長詩詞歌賦。後來他皈依佛門，親自主導和編撰佛經，還曾經登堂講授佛經等，佛教也在這時開始傳入朝鮮和日本。梁武帝在寺廟裡的時候，身上只穿一件法服，多餘的物件一概摒除。在信佛期間，梁武帝還大力宣導佛經，以致於在當時信佛成為了一種時尚。據統計，南梁時的佛寺達到了2,846座，而僧尼更是有82萬餘人。

相傳在西元527年的時候，梁武帝到同泰寺做住持，這時他規定以後祭祀宗廟要用蔬菜，不能再用豬、牛、羊等，讓神仙也開始吃素。這個規定遭到了大臣們的一致反對，最後梁武帝才做出讓步，規定可以用麵捏成牛、羊的形狀來進行祭祀。

梁武帝精心研究佛經理論，還

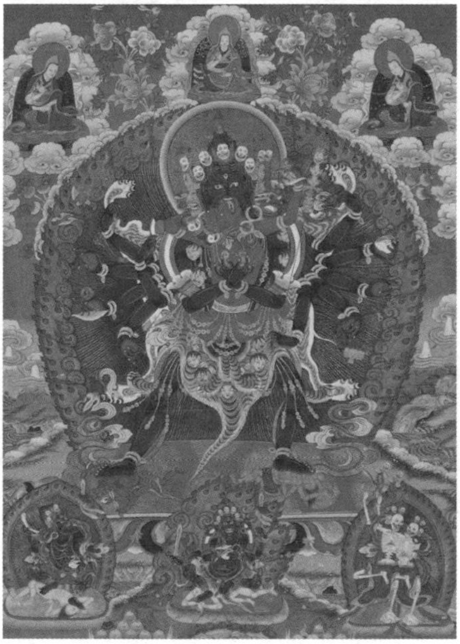

藏密中的金剛薩埵，男相的是普賢菩薩，女的是明妃，密宗修行的最高境界。據說印度佛教的這種修法，並非是行男女之事，而是以這種形式表示陰陽組合，男菩薩代表慈悲，懷中的美女代表智慧，雖然相抱在一起，但是各自抵禦慾望誘惑，各自修練。

廣交當時的有道高僧，佛學造詣相當深厚。晚年的時候，梁武帝每天只吃一頓飯，而且都是豆類的湯菜，肉食一點也不吃。同時也不飲酒，完全摒棄聲色之樂。

總結梁武帝的養生之道，最重要的就是他年過半百便停止了房事。醫學上說性生活應該遵循於自然之道，避免損傷，只有適度而愉快的性生活才會對人的身體和精神產生有益的幫助，這正是延年益壽必不可少的內容。

這樣養生好處多

《內經》當中說：「夫精者，生之本也。」意思就是說，精是組成人體最基本的物質，也是維持生命活動的基礎，只有做到保精才能起到強身的目的。傳統中醫認為，精乃是腎的根本，如果縱慾過度就會對腎造成損傷，還會影響到其他的器官功能，甚至是出現早衰和短壽的現象。而現代醫學也認為，縱慾過度會減退免疫系統的調節功能等。

人的精液中除了水分、蛋白質、脂肪之外，還含有其他的礦物元素。比如鋅，一個正常成年男子體內含鋅的總量在1.5克左右，而一毫升的精液中就含有150微克，每次的性生活則會使人體喪失300~900微克的鋅。所以，縱慾過度必然會導致鋅的大量缺失。鋅具有很明顯的免疫作用，當體內的鋅缺乏之時就會引起胸腺萎縮、末梢淋巴細胞數量減少，降低免疫球蛋白值，進而減弱抗病能力，導致疾病的發生。

此外，精液中還有一種抗菌物質叫做精液胞漿素，它能夠阻止核糖核酸的合成，對鏈球菌、葡萄球菌等多種致病菌有殺滅作用。如果人體的精液消耗過多，就會造成這種物質的缺失，進而增加了罹患某些感染性疾病的機率。

《黃帝內經》中說：「以酒為漿，以妄為常，醉以入房，以欲竭其精，以耗散其真……故半百而衰也。」意思就是說縱慾還會加速衰老。具體來說，縱慾過度對人體造成的危害主要包括以下幾個方面：

①腰痛。過多的房事使關節、肌肉以及腰部神經得不到充分的休息，長期下來就會使腰關節出現勞損或者是腰肌損傷的狀況，引起腰痛。

②肌肉疲痛。縱慾過度出現肌肉疲痛是必然的症狀，而且這種疼痛持續的時間通常也比較長，同時還會伴有精神倦怠、頭暈目眩和心跳氣短等全身性的衰弱症狀。

③頭痛。過度的房事會對大腦產生強烈的刺激，快感的產生也正是由於大腦皮層的高度興奮，在這種頻繁的刺激下就很容易出現頭痛的症狀。

④射精痛。過多的房事還會造成脈絡不通、精道淤阻、溼熱下注和氣血不行等，進而引發射精痛，即射精時出現陰莖、尿道、會陰、陰囊及下腹部等處出現疼痛的症狀。

⑤肛門疼痛。男子在進入性高潮射精的時候，陰莖、會陰部以及肛門的肌肉會出現強烈而有節律的收縮，最後才將精液排出體外。而房事過多的話，就會使肛門部位的肌肉處於過度與奮的狀態，出現痙攣性的收縮，以致於產生局部痠脹不適和疲勞性的疼痛等。

那麼，怎麼樣的性生活才算是適度呢？這主要取決於個人的年齡和體質，一般來說，年輕人每週可以維持在3～4次，中年人每週1～2次，至於老年人每個月1～2次就足夠了。其實，

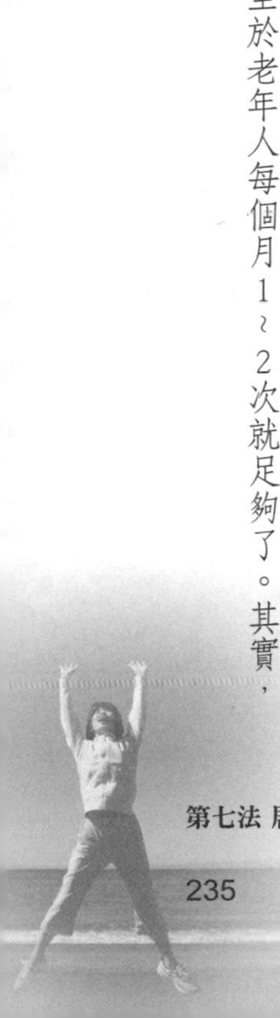

衡量性生活是否適度的標準並不取決於次數，只要次日雙方沒有出現疲勞感，神清氣爽、精神比較飽滿的話就可以說是適度的。

此外，劇烈的運動之後再進行房事的話，會對身體造成更嚴重的損害，貽害匪淺。中醫說：「醉以入房，以欲竭其精。」酒後行房事也會嚴重的影響健康，這些都是養生保健的大忌。

強腎保健功

中醫認為：「房中之事，能生人，能煞人。譬如水火，知用之者，可以養生；不能用之者，立可屍之矣。」房事養生是我國古代養生學的一大特色，適度的性生活對身體是有益無害的。但要達到養生保健的目的，首先要瞭解到房事不僅僅是一種生理行為，同時也是一種精神生活，它是精神需求和生理需求的高度結合。在房事當中，真正有害健康的是精神的壓力，只有在輕鬆歡愉的狀態中才能讓身心得到足夠的和諧。

此外，房事過多的人經常做一些強腎保健功，以消除縱慾對身體的傷害，也是很有效的方法。下面介紹三種簡單的**做法**：

按摩湧泉法

坐立的時候用手掌分別揉搓湧泉穴100次，在揉搓的同時意守湧泉穴，手勢略帶有節奏感。這種方法有交流心腎和引火歸元的功效，尤其可以治療失眠和遺精。

叩齒嚥津翕周法

早晨起床後叩齒100次，然後用舌頭舔上顎和舌下的牙齦，再頻頻地吞嚥津液，送至丹田。翕周即吸氣的時候將肛門收縮，呼氣時再放鬆，持續做50次。這種方法有固齒益精和滋陰降火的功效，能夠防治性功能衰退症。

雙掌摩腰法

坐立的時候用雙手手掌貼住腎俞穴，同時將中指正對著命門穴，然後意守命門，將手掌由上往下連續地摩擦100次，直到局部出現溫熱的感覺。這種方法有溫腎攝精的功效，能夠防治男子陽痿、早泄、遺精以及女子虛寒帶下、月經不調等。

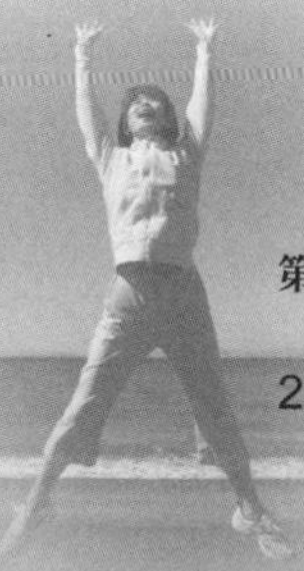

清朝大學士紀曉嵐：
讀書也養生

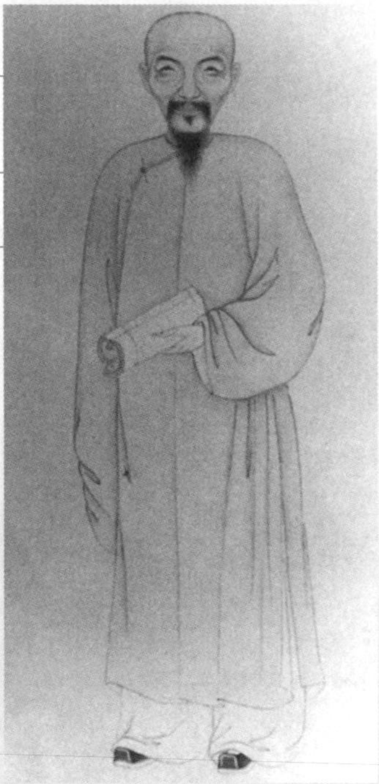

貴族小檔案

姓　　名：紀昀

性　　別：男

生卒年月：西元1724年～1805年。

出 生 地：河北滄州。

生平簡介：字曉嵐，諡文達，世稱文達公，晚號石雲、春帆，乾隆19年中進士，後授予翰林院庶吉士，因學識淵博受到乾隆的賞識，命他為《四庫全書》總纂修官。

後因為親家兩淮鹽運史盧見曾有罪而受到株連，被發配到新疆烏魯木齊，召還後次年擢升為兵部侍郎、左副都御史、禮部尚書、協辦大學士。

紀曉嵐住在閱微草堂，著有《閱微草堂筆記》，其後人整理成《文達公遺集》。其人除了文才軒昂外，縱性放慾的個性在文字獄盛行的清朝也是非常有名的。

養生法則：讀書。

清朝大學士紀曉嵐一生歷經了雍正、乾隆和嘉慶三朝，終年81歲。隨著電視劇《鐵嘴銅牙紀曉嵐》的熱播，紀曉嵐的形象更是深入人心，尤其是他那詼諧幽默的話語和總不離手的菸袋鍋子，還有他手不釋卷勤奮苦讀的樣子。

紀曉嵐一生都嗜菸如命，在飲食上也是很不科學，常常是大魚大肉，而且也不吃蔬菜和水果。但就是在這樣的狀態下，紀曉嵐仍然能夠活到81歲，這除了和他的幽默灑脫有關，更離不開他勤奮讀書的好習慣。紀曉嵐性格開朗幽默，不拘小節，而且非常喜歡和人開玩笑，從養生學上來說，這樣可以促使氣血流通，肝氣通暢，對長壽是非常重要的。此外，讀書對養生也是非常重要的，我們總說讀書使人聰明，讀書還可以增強大腦的功能，避免腦細胞的衰老等，起到延年益壽的效果。

關於紀曉嵐還有一個很有趣的故事：有一天，紀曉嵐正在翰林院裡校對《四庫全書》，當時正逢盛夏，天氣特別酷熱，紀曉嵐熱得汗流浹背，於是索性脫了上衣光著身子讀起書來。誰知道這時候乾隆皇帝突然來到了翰林院，紀曉嵐不敢光著身子去迎駕，但穿好衣服已經來不及了，沒有辦法只好躲到了書櫥後面。乾隆在門外就看見了紀曉嵐，但他進來以後故意裝作不知道，讓大臣們繼續整理，然後自己隨意地翻開書看。

紀曉嵐在書櫥後面躲了一會兒，聽到外面沒有動靜就伸出頭來問道：「老頭子走了沒有？」眾大臣聽到這句話都嚇得大驚失色，誰也不敢聲張。紀曉嵐出來以後發現氣氛不對，這時候才看到乾隆皇帝正悠閒地拿著扇子搧涼，頓時嚇得渾身顫抖，慌忙跪下來請求皇上寬恕。此時的乾隆

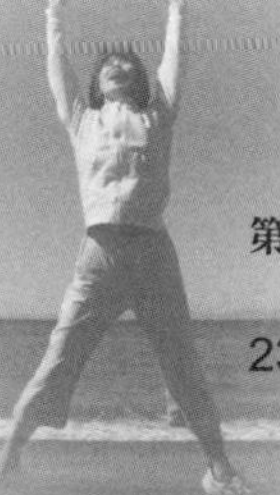

也是暴跳如雷，氣憤地讓紀曉嵐說說「老頭子」究竟是什麼意思。

紀曉嵐急得抓耳搔腮，但也只能故作鎮定，過了片刻他慢慢地說道：「這個『老』字是萬壽無疆的意思，『頭』指的就是萬民之首、一國之主，『子』指的則是昊天之子，所以『老頭子』就是一個特殊的稱謂，表示尊敬的意思。」乾隆皇帝聽了紀曉嵐這一番說詞，心裡非常得意，不覺間轉怒為喜了。

這樣養生好處多

常言道：讀史可以明志，讀詩可以明心，讀哲學可以明思辨。孔子也說：「學而時習之，不亦說乎？」讀書對人體的健康是很重要的，曾經有專家做過統計，在16世紀至今的400位最傑出的人物之中，科學家的平均壽命達到了79歲，是最長壽的。而古今中外許多的百歲壽星，也都是腦力工作者。

關於讀書對養生的作用，主要表現在以下幾個方面：

①調節人體機能，增強腦部功能。

俗話說「人老腦先衰」，如果一個人的大腦功能沒有出現衰竭，自然也就精神煥發，青春常在了。在閱讀的時候，文字資訊會透過視神經傳達到大腦的視覺中樞，引起全身組織細胞的良性共振，激發出人體潛在的能量，維持生物節律的和諧，讓人的生理機能達到最佳狀態，進而加快新陳代謝。讀書是一種智力運動，透過讀書就像對腦部進行按摩一樣，以此達到有益健康和延年益壽的作用。

②調整心理狀態。

當我們讀到一本好書的時候，就彷彿是在和一位知己促膝長談，使心情變得愉悅，將所有的憂愁都拋卻腦後。當讀到精彩的地方，我們的思想還會隨著文字起舞，在漫無邊際的想像裡翱翔。而讀書最重要的就是心靜，清末的經學大師俞樾寫過一副對聯：「讀書養氣十年足，掃地焚香一事無。」當我們把自己的身心完全沉浸到書本中的時候，可以撫慰心靈，也能抒發胸懷、陶冶情操。

③促進身心健康，防病、治病。

西漢的文學家劉向曾經說過：「書猶藥也，善讀之可以醫愚。」讀書是一劑良藥，它具有宣泄和解鬱的作用，可以調整一個人的心理狀態，促進身心的健康，也能對某些疾病尤其是憂鬱症等起到防治的作用。比如三國時的曹操就患有頭風病，但當他讀到陳琳寫的討伐他的《討逆檄文》時，「悚然

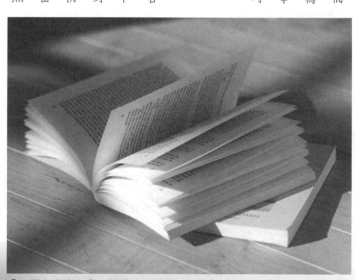

「一個家庭沒有書，就等於一間房子沒有窗子。」可想而知，書在日常生活中的重要性。

汗出」，剎那間就覺得病癒如常了。

讀書除了有益健康之外，還具有很多的樂趣，比如，勵志：一些偉人或者成功者的傳記作品，他們所表現出來的堅毅、頑強、刻苦、勤奮等精神，總是能給我們激勵，並對我們的人生產生極大的影響；啟愚：孔子說過：「我非生而知之者，好古，敏以求之者也。」書乃是人類智慧和實踐的結晶，所以，讀書是我們擺脫愚昧的最佳途徑，能讓我們變得更加聰明；博識：書中包含著各方面的知識，經史文化、人文地理、風俗民情等，透過讀書可以讓我們的眼界更加開闊，頭腦更加充實。

如此讀書才養生

現在很多人讀書都抱著功利的態度，為了應付考試或附庸風雅，這是最大的忌諱，絲毫達不到養生的目的。讀書就是為了怡情，為了陶冶情致，為了玩味大師所傳達的情思，因此在讀書時就要心如止水，完全地投入。此外，在讀書時也要注意以下幾個問題：

切忌一目十行

很多人往往在讀書的時候速度很快，厚厚的一本書片刻之間就翻完了，這就是心態浮躁的表現。讀書要講究細嚼慢嚥，甚至對精彩的細節反覆的閱讀，這樣才能深刻地領會到書中所表達的思想，達到更好的閱讀效果，也能夠給心靈帶來更多的愉悅。

投入

在讀書的時候一定要完全地投入進去，切忌浮躁，遇到一本好書可以讀上三遍、四遍，還可以做詳細的讀書筆記。

快慢有度

現在書店裡的書太多，有些沒有必要逐字逐句地去閱讀，這時就不必浪費太多的精力，大致瀏覽一番即可。而當遇到好書的時候，就需要仔細地去品味了。

讀書注意勞逸結合

長壽老人鄭逸梅曾經說過一句：「風日晴爽不出遊，有負天時；明窗淨几不讀書，有負地利。」當我們讀書讀累了、久了，就要站起來活動活動，或者是出去散散步，聽聽音樂等，來調整自己的思維和身體狀態，以達到更好地效果。

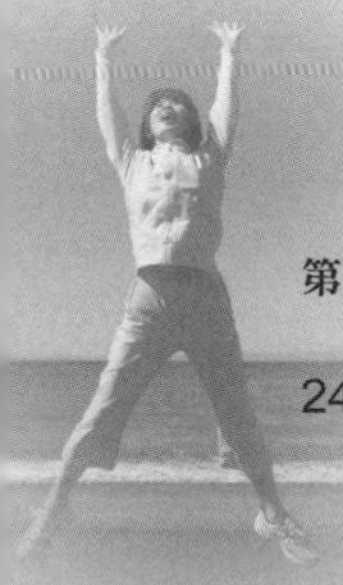

文正公曾國藩：
勤用熱水洗腳

貴族小檔案

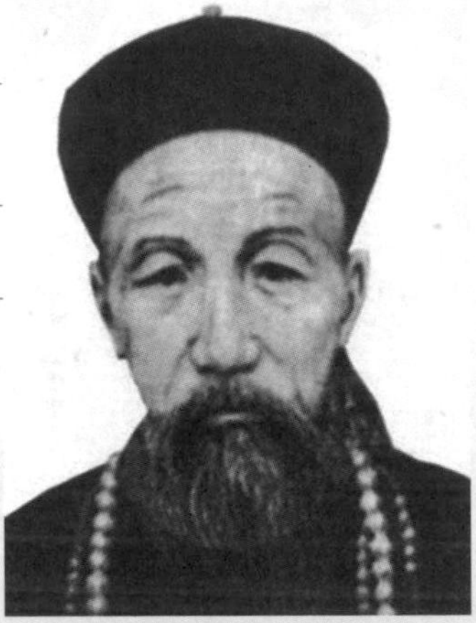

姓　　名：曾國藩

性　　別：男

生卒年月：西元1811年～1872年。

出 生 地：湖南長沙湘鄉荷葉塘白楊坪。

生平簡介：字伯涵，號滌生，諡文正，是晚清重臣，湘軍的創立者和統帥者，成功地鎮壓了太平天國運動。同時他也是軍事家、政治家、理學家、書法家和文學家，並繼承桐城派方苞、姚鼐而自立風格，創立晚清古文的湘鄉派。官至兩江總督、直隸總督、武英殿大學士，封一等毅勇侯。

曾國藩著作頗豐，除最著名的《家書》之外，還有《求闕齋文集》、《詩集》、《讀書錄》、《日記》、《奏議》、《家訓》及《經史百家雜鈔》、《十八家詩鈔》等不下百數十卷，名曰《曾文正公全集》。

養生妙語：養生之法，一曰眠食有恆，二曰懲貪，三曰節慾，四曰每夜臨睡前洗腳，五曰每日兩飯後各行三千步。

曾國藩是晚清時期名重一時的權臣，對中國近代史產生了重大的影響。他的學問修養、勤儉治家和為人處世的方法，得到後人的熱烈推崇。曾國藩的體質一直都很虛弱，又「心血積虧太過」，在這樣的情況下他依然可以「修身、齊家、治天下」，這主要和他的養生之道有關。

自古文人無不注重養生，在翰林院的時候，曾國藩經常感到頭暈乏力，於是他就和一幫同僚討論起養生的方法來。這其中唐鏡海是他比較崇拜的一位，曾國藩親自向他請教養生的祕訣，並將它們記錄在日記當中：「唐先生言，最是『靜』字功夫要緊。若不靜，省身也不密，見理也不明，都是浮的。總是要靜。又曰：凡人皆有切身之病，剛惡柔惡，各有所偏，須自己體察所溺之病，終身在此處克治。」

曾國藩是一個很聰明的人，聆聽了唐鏡海的教誨之後，他自己就悟出了很多養生心得，比如他在日記中所寫的：「忿、欲二字，聖賢亦有之，特能少忍須臾，便不傷生，可謂名言至論……養生家之法，莫大於懲忿、窒欲、少食、多動八字。」他認為：「養生

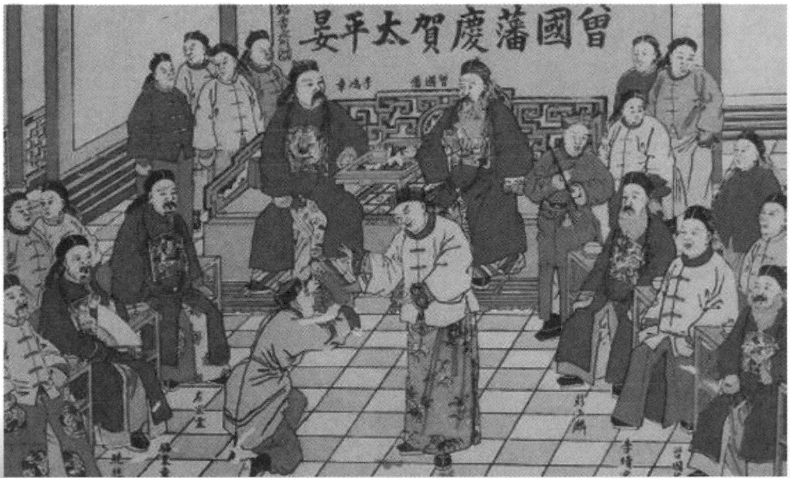

清末年畫《曾國藩慶賀太平宴》，正中榻上坐著李鴻章（左）和曾國藩（右），左邊從左至右依次為左宗棠、駱秉章，右邊坐著彭玉麟、曾國荃等。

之法約有五事：一曰眠食有恆，二曰懲貧，三曰節慾，四曰每夜臨睡前洗腳，五曰每日兩飯後各行三千步。」

曾國藩對自己總結出來的養生理論嚴格執行，為次他還制訂了每日的十二條課程：「主敬：整齊嚴肅，清明在躬；靜坐：每日靜坐四刻，正位凝命，如鼎之鎮；早起：黎明即起，醒後勿沾戀；讀書不二：一書未完，不看他書；讀史：念三史（指《史記》、《漢書》、《後漢書》），每日圈點十頁，雖有事不間斷；謹言：刻刻留心，第一功夫；養氣：氣藏丹田，無不可對人言之事；保身：節勞、節慾、節飲食；日知其所無：每日讀書，記錄心得語；月無忘其所能：每月作詩文數首，以驗積理的多寡，養氣之盛否。不可一味耽著，最易溺心喪志；作字：飯後寫字半時。凡筆墨應酬，當作自己課程。凡事不待明日，取積愈難清；夜不出門：曠功疲神，切戒切戒。」

此外，曾國藩對睡前洗腳非常重視，他認為洗腳也是一種養生之道。一個人坐久之後，血液就會凝聚在腳上，而睡前洗腳的話則可以起到舒筋活血的作用，使血液流遍全身。腳上也分佈著許多重要的穴位，經常洗腳可以消除疲勞，促進睡眠。曾國藩每天必用溫水洗腳，這看似一個無足輕重的習慣，卻對他的養生起到了重大的影響。

這樣養生好處多

腳又被人們稱為「第二心臟」和「第三隻眼睛」，中醫認為，雙腳上分佈著33個穴位，佔全身穴位的10%，它既是足三陰經的起點，又是足三陽經的終點，人體的五臟六腑都可以在腳上找到相對的穴位，雙腳是內臟器官的反射區。因此，腳底的敏感程度要高於其他的部位。

俗話說，人老腳先老。民間也有這樣的歌謠：「春天洗腳，升陽固脫；夏天洗腳，暑溼可除；冬天洗腳，丹田溫灼。」所以，「養樹需護根，養人需護腳」。尤其是現在人們都奔忙在快節奏的生活中，雙腳承受的負擔也就更加沉重。如今很多人也瞭解到了洗腳的重要，經常會去做一次足浴。具體來說，洗腳對養生所產生的好處主要表現在以下幾個方面：

①改善血液循環。

溫水有擴張腳部血管的作用，能提高皮膚的溫度，進而對腳部的血液循環進行改善，使血液流通更加順暢。據統計，平常人用40℃左右的溫水泡腳半小時後，全身血液的流量就會增加10幾倍。

②促進新陳代謝。

全身的血液循環改善之後，由於血液流量的增加，就對內分泌系統的機能進行了調節，進而促進各種激素的分泌，比如甲狀腺激素和腎上激素等，由此可以達到促進新陳代謝的作用。

③紓解疲勞。

當人體內的營養物質和氧氣供應不足時，身體所產生的代謝廢物、乳酸等就會增多，並且進入大腦組織內使人產生疲勞的感覺。而洗腳可以清除體內的代謝廢物，進而達到紓解疲勞的作

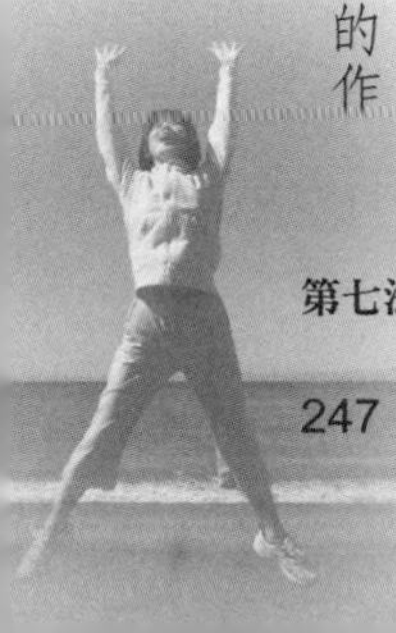

用。

④調整血壓。

洗腳能夠擴張腳部和全身的動脈、靜脈和毛細血管，使植物神經的功能恢復正常，在促進睡眠的同時使血壓降低，進而舒緩高血壓的症狀。

此外，經常洗腳對消除亞健康狀態、增強人體免疫力以及養腦護腦、增強記憶力、美容養生和延緩衰老等，都有一系列的保健作用。

在泡腳時，很多人都認為水溫應該越高越好，習慣把雙腳泡得通紅。而事實上，過高的水溫會造成血管的過度擴張，使體內的血液大量流向下肢，導致心、腦和腎臟等出現供血不足，尤其是對於心血管疾病患者，更是雪上加霜。同時，水溫過高還會對腳部皮膚表面的皮脂膜造成破壞，導致角質層出現乾燥甚至是皸裂。

一般來說，洗腳時適宜的水溫應該在40～50℃之間，水要盡量蓋過腳踝，將雙腳在水中浸泡5～10分鐘左右，之後開始用手緩慢、連貫地按摩腳心，保健的效果會更加明顯。在洗完之後可以用毛巾擦乾，然後再塗抹一些沒有刺激性的護膚乳等，但是不要用鹼性強的肥皂來洗腳，否則會去脂過多造成皮膚乾裂。

在洗腳的時候加入某些藥物的話，還能對一些疾病起到防治的作用，比如腳癬、腳乾裂、凍瘡、下肢浮腫、感冒及風溼性關節炎等。此時泡腳的盆子最好用搪瓷盆或木盆，但不要用銅盆等金屬盆，因為其中的某些化學成分可能會和藥物中的鞣酸反應，生成有害物質鞣酸鐵，進而使藥物的療效大大降低。

洗腳好處多，注意事項不可少

①飯前、飯後半小時內不宜洗腳。腳部血管的擴張和血流量的增加會減少腸胃和內臟中的血液，降低腸胃的消化功能。

②在使用藥物泡腳的時候，某些人可能會出現一些過敏反應，比如皮膚癢、發紅等，這時就應該立即停止用藥。

③患有足癬等傳染性皮膚病的人，在洗腳時應該將自己的盆子和家人的分開，避免發生交叉感染。

④洗腳時由於腳部血管擴張，會導致頭部出現急性貧血，引起頭暈目眩等症狀，此時可以用冷水泡腳來促進血管收縮，消除頭部的貧血，來舒緩症狀。

⑤老年人的感覺器官退化，因此水的溫度要維持在40度左右，以免燙傷。在溫水中加少許的鹽，能夠更好地消除腳部的疲勞，而放一些玻璃球在水裡，一邊泡一邊踩，還可以對腳底進行按摩。

此外，以下幾類人群是不宜用熱水來泡腳的：患有出血症和敗血的人；嚴重心臟病和血栓患者；腦溢血患者；腳部有炎症、皮膚病、外傷和燙傷者；對溫度感應遲鈍者；孕婦以及小孩。

德國古典哲學創始人康德：
每日散步，心情舒暢

貴族小檔案

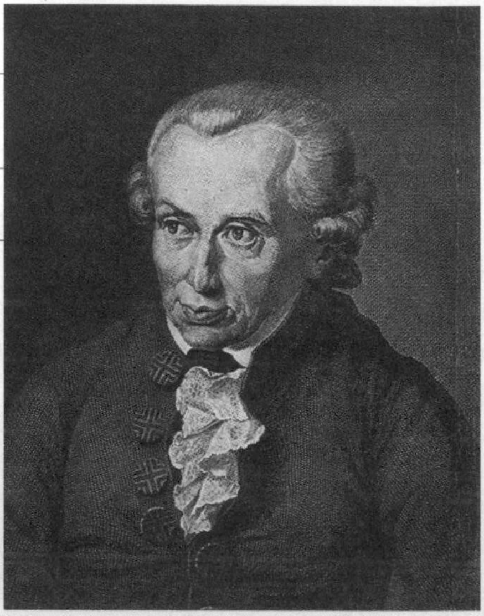

姓　　名： 伊曼努爾·康德

性　　別： 男

生卒年月： 西元1724年4月22日～1804年2月12日。

出 生 地： 東普魯士科尼斯堡。

生平簡介： 康德16歲進入大學，在那裡教書直到73歲，除了在周圍40英里的範圍內走動外，他的一生從未出過遠門。

康德的寫作範圍涉及很廣，倫理學、神學、宇宙哲學、美學、邏輯學和知識理論。他在政治和神學上都屬於自由主義者，他相信民主，熱愛自由。

養生妙語： 活動和運動是人體健康的導師。

康德在總結自己養生的祕訣時說：「活動和運動是人體健康的導師。」他從小就體弱多病、弱不禁風，父親為了讓他變得強壯一點，一直耐心地指導他進行各種體能鍛鍊，來改變孱弱的體質。小康德在父親的陪同下持續不斷地鍛鍊，身體就慢慢地好了起來，後來，他還養成了每天散步的習慣，不管遇到什麼事情，他都一定要抽出一個小時的時間去散步，幾十年來從未間斷。

康德的日常生活非常有規律，每天早上4點45分準時起床，5點的時候喝兩杯茶，抽一袋菸，然後開始備課，7點到9點的時間在一樓的教室裡上課，9點到12點45分用來寫作，然後下樓接待客人。下午1點到4點，康德會邀請一些關係比較好的朋友來共進午餐，4點到5點就開始散步，每天晚上10點準時睡覺。康德的生活規律從不改變，所以著名的詩人海涅就曾經說過：「柯尼斯堡的主婦們都把康德當作是這裡的標準時間，每天根據他路過的時間來校正自己家裡的時鐘。」

有一天，康德讀到了法國浪漫主義作家盧梭的名著《愛彌兒》，深深地被其打動，想一口氣將它讀完，於是他就放棄了當天下午的散步。結果柯尼斯堡的主婦們都慌張失措，不知道是不是應該以教堂的鐘聲來校對自己家的鐘錶。

康德說：「理性的生活方式，不做奇思怪想和輕率的舉動，這是力量和健康的保證。」他平時嚴格要求自己的起居，按時起床，按時睡覺，每天散步從不間斷。因此就有人形容康德說：「他的全部生活都是按照最精確的天文鐘做了估量和計算的，幾十年來堅持不懈。」甚至人們還把康德稱作是「柯尼斯堡的活時鐘」。

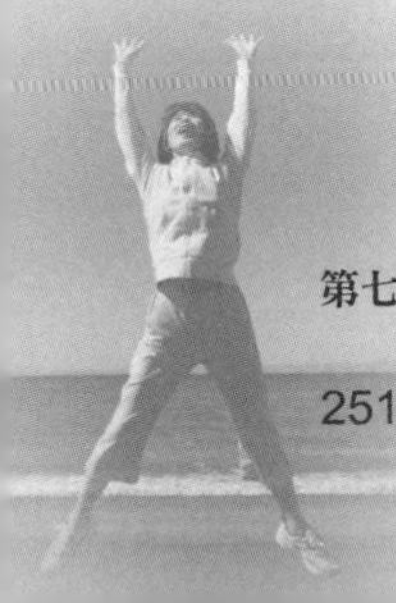

這樣養生好處多

俗話說：「飯後百步走，能活九十九。」散步是我們日常生活中一種最簡單的運動，雖然運動量並不算大，可是效果卻非常明顯，同時也沒有太多的限制，既不分年齡、性別和體質，也不會受到場地和環境的制約，是非常好的健身方法。

在散步的時候，我們既能呼吸到新鮮的空氣，也能享受到如詩如畫的風景。比如春天感受著萬物的復甦，夏天漫步在河邊的綠蔭下，秋季守望著收穫的果實，冬季的白色世界，有一種返璞歸真的純淨。在散步的時候，也是一個人心靈與心靈對話的時候，排除掉所有的煩惱和干擾，全心地投入到旅程之中，實現心靈的提升。

散步對身體的健康也有很大的益處，它能活動全身的肌肉、關節和筋骨。尤其是對中老年人、腦力工作者和有慢性疾病的人來說，散步不僅能增強體質，還利於疾病的恢復。在散步的過程中，會加快身體的新陳代謝，吸入更多的氧氣。長期不運動的人因為肌肉缺氧，就很容易導致肌肉痠痛無力，精神萎靡。高血壓、糖尿病、肥胖症、動脈硬化、冠心病和結石症等，都和運動不足有很大的關係。具體來說，散步對人體有以下益處：

①保護心臟健康。

散步能夠降低患上代謝綜合症的機率，抑制心臟病的惡化。散步還能促進血液循環和新陳代謝，進而保持心肌細胞和大腦的營養。散步還能增強血管的彈性，避免血管破裂，減少三酸甘油酯和膽固醇在動脈管壁上的沉積以及血凝塊的形成，使心肌梗塞和腦中風的發病率降低。散步的時候，血管平滑肌也會得到足夠的放鬆，因此可以舒緩頭部血管痙攣，對高血壓和糖尿病患者也是非常有益的。

②降低乳腺癌的風險。

脂肪是雌性激素的主要來源，散步能夠降低體內脂肪的含量，進而降低乳腺癌的風險。

③鍛鍊下肢肌肉。

俗話說：「人老腿先老。」而散步鍛鍊的就是下肢的肌肉。透過對下肢肌肉和關節的鍛鍊，可以促進下肢血液的迴流，加強全身的血液循環。散步還有防止肌肉萎縮的作用，能保持關節的靈活，避免骨質增生的發病危險。

④促進睡眠。

散步能夠促進快感激素5-羥色胺的分泌，使身心得到放鬆。在散步的時候由於體溫的升高，大腦便會發出降低體溫的信號，而體溫的降低又反過來促進了睡眠。

⑤愉悅心情，增強記憶力。

在散步的時候人的心情得到放鬆，使憂慮和消沉的不良情緒得到舒緩，釋放身心積聚的壓力，讓心情變得更加愉悅。散步還能保

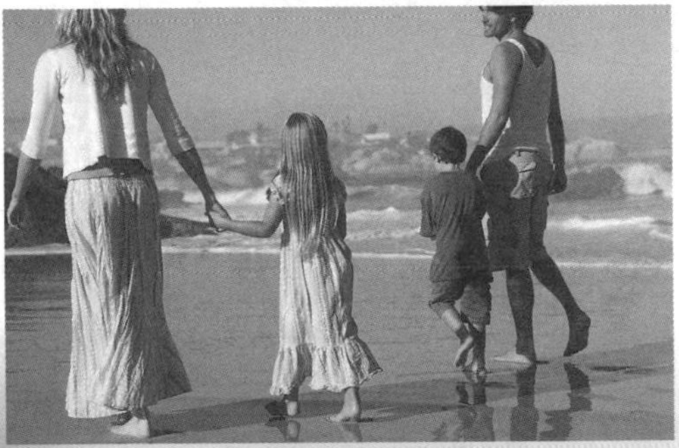

散步是一種老少皆宜的養生方法。

持身材和頭腦的活躍，防止出現老年智力衰退的症狀，避免老年癡呆症的發生。

⑥防治疾病。

在散步的時候，呼吸也會隨之加快、加深，進而提高了呼吸系統的功能。散步還會促進消化液的分泌，使腸胃的蠕動能力增強，尤其對消化不良和食慾不振的人效果更好。散步對保護骨骼的健康也有很好的作用，在散步的時候，全身95%的骨骼都會被調動起來，進而使骨骼更加強壯，承受更大的負荷。

花樣散步，妙趣橫生

在散步的時候，身體一定要自然放鬆，步伐也要從容和緩，同時保持心平氣和。單純的散步可能會有些枯燥，那麼試著加入一點花樣讓它變得趣味盎然吧！下面介紹幾種：

普通法

最簡單的散步方法，速度應該保持在每分鐘60～90步之間，每次持續半小時左右。比較適合高血壓、冠心病、呼吸系統疾病和腦溢血後遺症的老年人。

快速法

在散步時抬頭挺胸、大步向前，速度保持在每分鐘90～120步左右，每次持續半小時左右。適合腸胃道疾病恢復期和慢性關節炎的老年人。

逍遙法

在飯後緩慢地步行，速度盡量慢，每次5～10分鐘左右。長期持續可以提神醒腦、調節情緒、提高記憶力。

定量法

按照自己預先規定好的路程和時間來散步，可以快慢結合，也可以走平坦路面和爬坡交替著來，長期堅持能夠增強老年人的心肺功能。

摩腹法

散步時用兩手旋轉著對腹部進行按摩，正反交替進行，走一步按摩一圈。速度應該保持在每分鐘40～60步之間，每次持續5～10分鐘左右。這種方法適合患有腎病和慢性腸胃疾病的老人。

擺臂法

在散步時兩隻手臂隨著步伐的節奏進行大幅度的擺動，速度保持在每分鐘60～90步之間。這種方法能使骨關節和胸腔的功能得到增強，對肺氣腫、肩周炎、胸悶和老年慢性氣管炎等，有一定程度的防治作用。

倒退法

在散步的時候保持雙手叉腰、兩膝筆直的姿勢，先向後退100步，然後再向前走100步，反覆練習即可。這種方法對腸胃功能紊亂及老年人腰腿痠痛有防治的作用。

美國總統湯瑪斯．傑佛遜：
音樂也養生

貴族小檔案

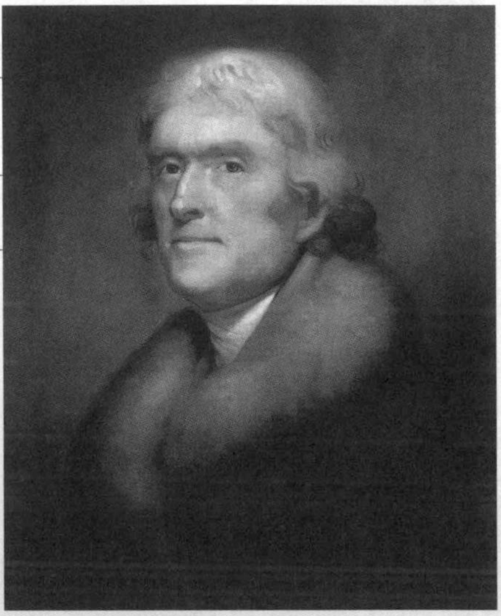

姓　　名：湯瑪斯．傑佛遜

性　　別：男

生卒年月：西元1743年4月13日～1826年7月4日。

出 生 地：美國維吉尼亞州古奇蘭（今阿爾伯馬爾）。

生平簡介：傑佛遜是美國歷史上才華橫溢的總統之一，30歲前就精通了六國語言，同時也對數學和哲學等做了努力的鑽研。他還是一位出色的建築設計師，發明家和音樂家。

1801年，在開國元勳華盛頓拒絕繼續出任總統後，傑佛遜當選美國第三任總統，並起草了《美國獨立宣言》和《佛吉尼亞宗教自由法案》，他也是佛吉尼亞大學的創始人。

湯瑪斯．傑佛遜在政治上和教育上都有獨到的觀點，為美國社會的進步做出了不可磨滅的貢獻。他於1826年7月4日在維吉尼亞州夏律第鎮逝世。

養生法則：音樂、樂觀心態。

傑佛遜從小就非常喜歡音樂，除了在政治上做出了巨大的貢獻之外，他還是考古學、建築學、園藝學等方面的專家，同時也是很有名的小提琴手。傑佛遜認為，一個人只有在音樂之中才能夠真正地回歸到自己的本性，也只有音樂才能讓一個人獲得真正的幸福。而對音樂的欣賞和品味，也成了傑佛遜長壽的最大祕訣。

傑佛遜的妻子瑪莎．懷爾斯．斯格爾頓也是一個音樂愛好者，同時還是一個很好的大提琴手。瑪莎本來是傑佛遜的好友威廉的妻子，但威廉在與瑪莎結婚的第二年就病逝了。傑佛遜喜歡瑪莎在音樂上的造詣，簡單地交往幾次之後他就深深地愛上了瑪莎，由此展開了對她的長期追求，直到1771年瑪莎才決定嫁給傑佛遜。

從相戀到結婚以及婚後的生活，傑佛遜和妻子總是兩人合奏，或者是妻子唱歌傑佛遜在一旁伴奏，有時候兩個人也一起引吭高歌。傑佛遜認為，這個過程不僅是欣賞音樂的過程，也是兩人進行感情交流的過程，在享受音樂的同時也增加了感情。每當忙碌了一天之後，在昏黃的夕陽照耀下，傑佛遜就和妻子靠在窗前，傑佛遜拉著小提琴，妻子彈奏著大提琴，全家人都沉浸在音樂之中，享受著這難得的悠閒。

1781年的時候，為了能夠和妻子生活在一起，傑佛遜毅然放棄了連任州長的機會，和妻子搬到了蒙蒂塞洛的田園居住。由於政治上的工作壓力，傑佛遜這段時期的身體狀況非常不好。但自從搬到蒙蒂塞洛之後，夫妻兩人經常在一起探討音樂，或一起演奏，慢慢的傑佛遜糟糕的身體也好了起來。到了晚年，每當回憶起早年的時光，傑佛遜總是說和妻子在蒙蒂塞洛的那段時光是最

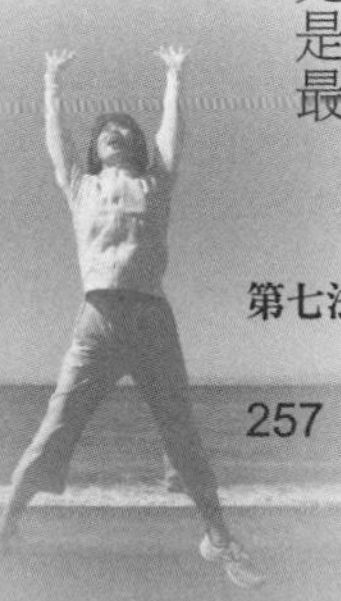

幸福的。

傑佛遜一直都抱著樂觀的生活態度以及對音樂的癡愛，無論是在事業還是身心健康上，他永遠都保持著充沛的精力，積極地去爭取。傑佛遜從沒有放棄過對音樂的癡愛，而這也成了他長壽的最大祕訣。

這樣養生好處多

早在3萬年前的原始人部落裡，他們就瞭解到用敲擊石器伴奏舞蹈來治病的道理。在中國，也是很早就有了用音樂來治療疾病的思想。比如《黃帝內經》中就有關於五音、五行和五臟關係的論述，《群經音辨》也說：「樂，治也。」宋朝著名的醫學家張子和在他的《儒門事親》中也寫道：「好藥者，與之笙笛不輟。」意思就是說演奏笙笛這樣的樂器的話，能夠產生治療病症的效果。歐陽詢就是透過學習古琴來治好了自己的憂鬱症。

古希臘的哲學家畢達哥拉斯認為：「如果人們能夠洞察浩瀚宇宙的自然協和律，並用音樂的形式將這種協和律反射到傾聽者的潛意識中的話，就會對其思維和生理系統造成影響，那麼，自然也可以發揮功效，達到使身心健康的目的。」

現代醫學透過研究也得出了這樣的結論：音樂是聲波的震動，人體的器官也有著震動頻率，當生病的時候這種頻率就會發生改變，而音樂可以使器官產生有益的共振，使病變器官的頻率更加協調，由此達到治療的目的。

美國一位醫學家曾經對已故的35位著名指揮家做了調查統計，發現他們的平均壽命比美國男子要高出5年，為73.5歲，他認為這都是音樂的功效。比如托斯卡尼尼95歲的時候還能在臺上繼續演奏，90歲的史特考夫斯基依然熱情澎湃地指揮著樂隊。那麼，音樂是透過什麼途徑來影響人體健康的呢？

音樂對人體的影響主要表現在腦部，它會刺激大腦產生甲腎上腺素和乙醯膽鹼等遞質，來改善大腦皮層的功能。音樂能夠直接對大腦內主管情緒中樞的系統產生影響，對情緒產生雙向調節的作用，比如當精神緊張時，音樂可以使人的狀態逐漸穩定下來，而當注意力無法集中、反應遲鈍的時候，音樂就會對腦幹網狀結構發生作用，提高肌張力增強肌體的活力，使人興奮起來。情緒的緊張往往也會導致某些身心疾病，所以音樂透過調節情緒，對這些疾病也有很好的治療效

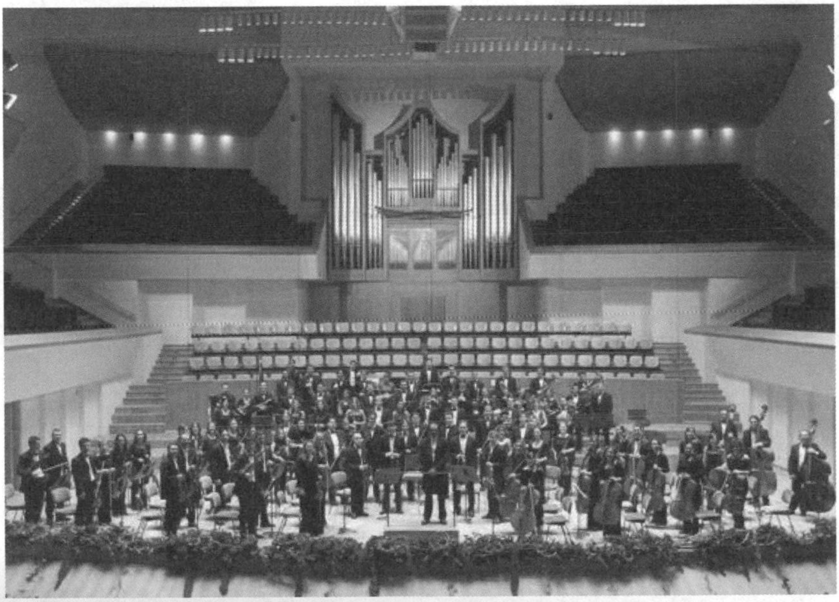

音樂能廣泛而深刻地影響人的身心，具有獨特的養生功能，故產生了以音樂保健醫療為內容的「音樂療法」，亦稱為「音樂養生」或「音樂醫療」。

果。

音樂還具有鎮痛的作用，大腦顳葉記憶體載著聽覺中樞和痛覺中樞，音樂對聽覺中樞產生刺激之後就會對疼痛起到交互抑制的作用，進而減輕疼痛感；同時大腦內的腦啡肽能夠抑制疼痛，而音樂可以提高腦啡肽的濃度，以起到鎮痛的作用。音樂還能對大腦的功能進行改善，使左右半球更加協調，以提高智力。這一點被廣泛地應用於對某些智力低下的兒童進行的特殊教育上。

此外，音樂還會對人格產生影響，因為音樂包含了各個方面的情感，會對人格的鑄造產生很好的幫助。對心理治療來說，音樂也具有很好的效果，因為音樂會直接地作用人的意識。音樂療法也已經被人們廣泛地採用，無論是對人的心理還是生理，它的作用都十分明顯。尤其是對患有心臟病、高血壓和哮喘病的患者來說，聽一首優美舒緩的輕音樂能夠達到很好的治療效果。

養生音樂推薦曲目

健康優美的音樂可以使人們緊張的神經得到放鬆，舒緩壓抑的情緒，淨化心靈。但音樂不是那些專業人士才擁有的專利，我們每個人都可以盡情地享受音樂，比如在家裡自己播放一些唱片，或到劇院去聽一些音樂會，也可以參加音樂活動，甚至是自己親自去演奏等，都會對身心健康有很好的幫助。

至於音樂的類型，每個人可以根據自己的興趣和愛好來加以選擇，比如年輕人都比較喜歡流行或者搖滾，而中老年人則對一些老歌和輕音樂更加情有獨鍾，甚至也有的人會偏愛自己的家鄉音樂等。透過廣泛的涉獵和對一些名曲的品味，自己的鑑賞能力也會得到提高，進而覺得生命更加充實，心靈也會得到淨化。下面介紹一些著名的音樂曲目，對養生保健都是大有裨益的：

中國傳統曲目《春江花月夜》、《梁祝》、《雨打芭蕉》、《二泉映月》、《平湖秋月》；理查·克萊德門的《秋日的私語》、《夢中的婚禮》、《威尼斯的旅行》等；馬修·連恩的《歸鄉之路》、《海角樂園》；班得瑞樂團的《安妮的仙境》、《森林中的一夜》、《日本女孩》等；莎拉·布萊曼的《寂靜之聲》、《斯卡博羅集市》、《畢業生》等；喜多郎的《空海之旅》、《敦煌的隨想》；久石讓的《菊次郎的夏天》、《少年的黃昏》等；孟德爾松的《仲夏夜之夢》、威爾第大提琴協奏曲《四季》中的《春》；女子十二樂坊的《流雲》、《夢裡水鄉》、《如川流的河水般》等。

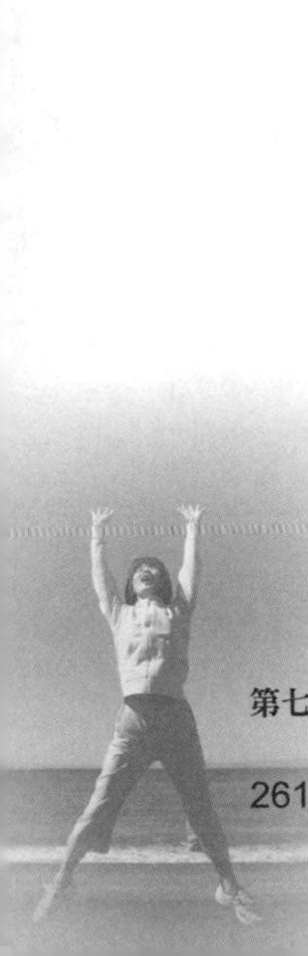

英國首相邱吉爾：
長壽的祕訣在睡眠

貴族小檔案

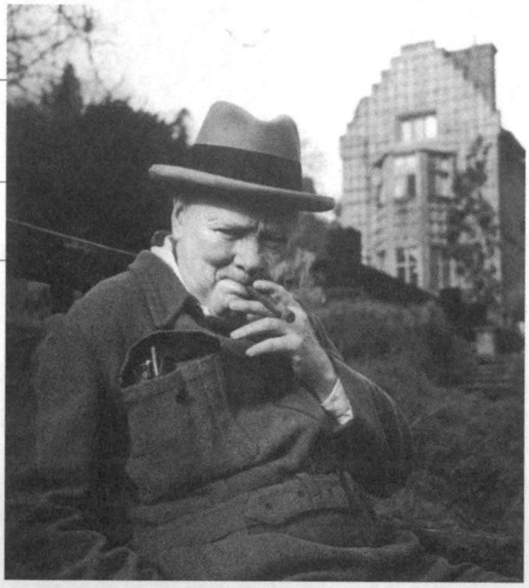

姓　　名：溫斯頓．倫納德．斯賓塞．邱吉爾

性　　別：男

生卒年月：西元1874年11月30日～1965年1月24日。

出 生 地：英國布萊尼姆宮。

生平簡介：邱吉爾是一名政治家、畫家、演說家、作家以及記者，他曾經兩度任英國首相，是20世紀最重要的政治領袖之一，在他的帶領下英國取得了第二次世界大戰的勝利。

1953年獲諾貝爾文學獎。1956年4月，邱吉爾訪問聯邦德國，被授予「查理曼獎」；1958年11月，邱吉爾訪問巴黎，被戴高樂總統授予「解放獎章」；1963年4月，美國國會授予邱吉爾「美國榮譽公民」稱號，邱吉爾是第一個獲此殊榮的人士。1965年1月24日，邱吉爾因中風去世，享年91歲。

主要著作有《第一次世界大戰回憶錄》、《第二次世界大戰回憶錄》、《藍道夫．邱吉爾勳爵傳》、《英語民族史》等多部小說和回憶錄。

養生妙語：如果有地方坐，我絕不站著；如果有地方躺著，我絕不坐著。

邱吉爾在65歲的時候成為了二戰中英軍的最高統帥，開始領導英國和法西斯進行抗爭。他是戰爭中的傳奇英雄，是反法西斯陣營的三巨頭之一。在二戰的所有領袖中，邱吉爾是少見的長壽者，終年91歲高齡。

邱吉爾是一個早產兒，出生的時候體重只有2千5百克，護士甚至斷言他活不了4天。他從小身體就非常衰弱，而且還有點笨拙，到了2歲的時候說話還含糊不清，3歲時連說出「爸爸」和「媽媽」都非常吃力。

同時，邱吉爾的健康狀況也不理想，尤其是到了晚年以後，在他67歲時就被診斷出患了動脈硬化和輕度心絞痛，去世前的十幾年裡發生了5次中風。就是這樣虛弱的身體狀況，邱吉爾仍然活了91歲。

在談到自己的養生祕訣時，邱吉爾說：「人活著就要奮鬥，就要像雄獅一樣的奮鬥，當然，也要像雄獅一樣的休息。」莎士比亞說過：「人生的第一道美餐就是睡眠。」邱吉爾也說：「如果有地方坐，我絕不站著；如果有地方躺著，我絕不坐著。」充足的睡眠才是邱吉爾養生的最大祕訣。

在二戰戰爭最激烈的時候，德國法西斯對倫敦進行了持續57夜的轟炸，每天一到了晚上就有德軍的200架轟炸機在倫敦上空投射炸彈。在這段時間裡，政府的一些建築，甚至是白金漢宮都遭到了破壞，邱吉爾奮不顧身地指揮著英軍戰鬥，睡眠嚴重不足，只有到了凌晨才有機會睡上兩、三個小時。

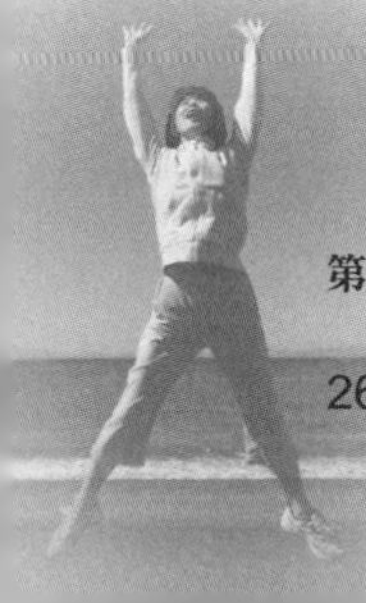

此時，他就採取了貓式打盹的方法，來彌補睡眠的缺失。白天，他要乘坐飛機「出勤」，或是坐著汽車到各個部門協調。於是，邱吉爾就利用途中的這一點空檔，在座位上睡一會兒。在德軍轟炸的將近兩個月時間裡，邱吉爾就是使用這種方法為身體和大腦「充電」，保持了活力。

邱吉爾的睡眠品質一直很好，每天一進入臥室就把衣服全脫光躺在床上，頃刻間就酣然入睡了。除此之外，邱吉爾還非常重視午睡，每天中午都要睡上一個小時。在歐美地區，午睡被人們看做是懶惰的表現。但邱吉爾不管這些，只要沒有太緊急的事情，他就會抽出時間來睡上一會兒。

一直到了八、九十歲的時候，邱吉爾依然頭腦清醒、思維敏捷，按照他自己的話來說，這和高品質的睡眠有很大的關係。

這樣養生好處多

一個人一生之中有1/3的時間是在睡眠之中度過的，充足的睡眠能夠使身體得到足夠的休息，使機體的免疫功能和生殖功能得到提高，改善人的精神狀態，增強記憶力。每個人所需要的睡眠時間不同，在人生的不同階段，睡眠時間的長短也不一樣。一般來說，隨著年齡的增長，每個人的睡眠也逐漸地減少，青年是8小時左右，而中年和老年人則為6小時，甚至是不足6小時。

睡眠時間太長或太短都不正常，尤其是長期的失眠，更會導致身體免疫能力的下降和記憶力減退，使人的心理變得鬱悶焦慮，精神萎靡，還會使植物神經功能發生紊亂，甚至導致老年性癡呆等。

一個人睡眠品質的好壞，並不取決於時間的長短，而要看次日的精神狀態。如果第二天精神很好，精力充沛，就證明是健康的睡眠。高品質的睡眠還包括能夠很快入睡，通常是上床半小時內即可睡著，並且睡眠深沉，不容易受到外界的干擾而驚醒。

但是，據世界衛生組織的調查，現在大約有20～30%的成年人都有失眠的症狀，而我國成年人的失眠發生率更是達到了38.2%。很多人都認為這是由於社會和生活壓力太大所引起的，沒有得到人們的高度重視。其實，失眠也是一種疾病，它除了會影響人們的日常生活和社會活動之外，還會對人的精神造成影響，甚至引起人體器官的功能障礙，嚴重者還會增加高血壓、糖尿病以及中風患者的發病機率。

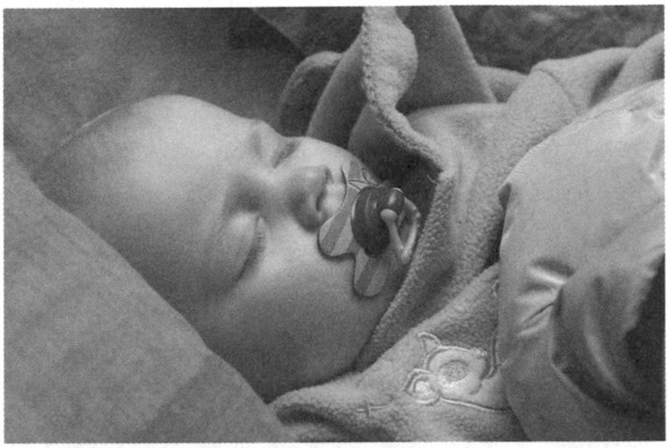

睡眠始終就是人們感興趣的研究課題，因為人的生命約有1/3是在睡眠中度過，並且睡眠可以恢復精神和解除疲勞。

為了改善人們的睡眠狀況，國際精神衛生組織將每年的3月21日定為了「世界睡眠日」。但究竟怎麼樣才能擁有一個良好的睡眠呢？

首先，一定要養成良好的作息習慣，遵照人體生理時鐘的運行規律來安排睡眠。一般來說，最理想的睡眠時間是在晚上的9點到凌晨2點之間。老年的睡眠也應該比中年人稍多較好，應該保持在每天9個小時左右，這是因為老年人更容易疲勞。一旦養成了良好的作息習慣，就要嚴格的遵守，不要隨意地打亂生理時鐘的正常運行。

其次，要注意睡眠的環境，既要安靜，又要保持空氣的流通。在睡眠的時候最好將窗戶打開，但不要讓風直接吹向身體，尤其是頭部。

再者，為了促進睡眠，在睡覺之前可以喝一杯熱牛奶，牛奶中的有色氨酸具有催眠的作用，但不要輕易服用安眠藥。因為安眠藥會使人產生很大的依賴性，並且長期服用也會對人體的健康產生危害。

最後，還要注意午睡。午間的小睡能很好地消除身體的疲勞感，使人的精神更加旺盛，所以適當地午睡是必不可少的。

睡出一個好身體

要擁有一個健康的睡眠，除了養成良好的作息習慣之外，還要注意以下問題：

①適當的運動能夠舒緩白天累積的緊張和疲勞，使身心更加放鬆，進而促進睡眠，因此經常進行體能鍛鍊的人睡眠狀況會更好一些。但也要注意運動量不可過大，否則只會導致身體更加疲勞，每週三天左右即可，並且運動的時間也不要太晚。

②在睡覺之前不要抽菸，也不要喝茶、咖啡、可樂等含有咖啡因的飲料，這些物質會使人的大腦興奮，不利於睡眠。

③酒精雖然能夠促進睡眠，但只限於適量，並且只對淺睡眠才有幫助，這樣身體就得不到充足的休息。因此，睡覺之前最好不要飲酒。

④太餓或太飽的時候不要躺在床上，太餓的話身體會無法安靜下來，妨礙入睡，而太飽則會使消化系統進行超時的工作，更加輾轉難眠。

⑤睡覺之前應該排除心理的干擾，不要胡思亂想，總是不停思考著白天發生的事情，大腦會得不到休息，更加不利於睡眠。

⑥長時間的睡眠並不一定能夠取得好效果，睡眠追求的應該是品質而非數量。所以，一定要把睡眠時間控制在所需的範圍之內，使睡眠更加深沉有效。

此外，睡眠時的姿勢也很重要，姿勢不同對身體的影響也會不同。比如仰臥可以避免對身體臟腑器官造成壓迫，但也會使舌根下墜，進而阻塞呼吸，不適合有呼吸道疾病和打鼾的人；俯臥有益於口腔異物的排出，對有腰椎病痛的人也有好處，但這種姿勢也會對肺部和心臟造成壓迫，妨礙呼吸，所以不適合患有高血壓、心臟病和腦血栓的人；左側臥會對心臟造成壓迫，雖然輕度的壓迫能鍛鍊心臟的功能，但不利於睡眠，也不適合患有膽結石、急性肝病和胃病的人；右側臥會增加睡眠的穩定感，但也會對右側肺部功能造成影響，因此不適合患有肺氣腫的人。

其實，哪一種睡眠姿勢並沒有絕對的好和壞之分，除了患有某些疾病的人需要特別注意之外，一般人盡可以順其自然地去睡，不用刻意地去追求某種姿勢。

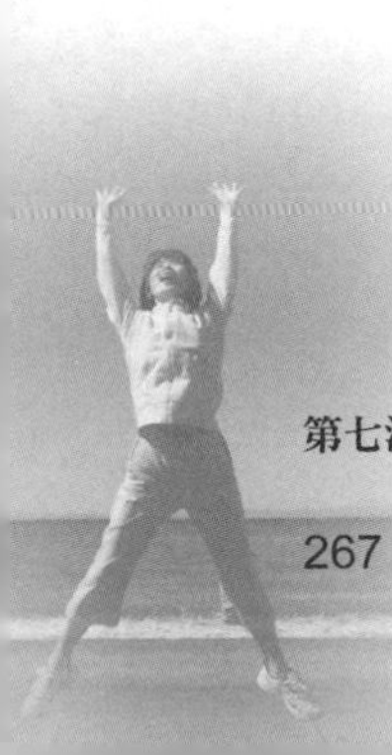

國家圖書館出版品預行編目資料

跟貴族學養生／陳家家編著
——第一版—— 台北市：宇河文化出版；
紅螞蟻圖書發行，2009.11
面　　公分——(Vitality；1)
ISBN 978-957-659-739-8 (平裝)

1.健康法 2.養生

411.1　　98018463

Vitality 01

跟貴族學養生

編　　著／陳家家
美術構成／Chris' Office
校　　對／周英嬌、鍾佳穎、楊安妮
發 行 人／賴秀珍
榮譽總監／張錦基
總 編 輯／何南輝
出　　版／宇河文化出版有限公司
發　　行／紅螞蟻圖書有限公司
地　　址／台北市內湖區舊宗路二段121巷28號4F
網　　站／www.e-redant.com
郵撥帳號／1604621-1　紅螞蟻圖書有限公司
電　　話／(02)2795-3656（代表號）
傳　　眞／(02)2795-4100
登 記 證／局版北市業字第1446號
數位閱聽／www.onlinebook.com
港澳總經銷／和平圖書有限公司
地　　址／香港柴灣嘉業街12號百樂門大廈17F
電　　話／(852)2804-6687
新馬總經銷／諾文文化事業私人有限公司
新 加 坡／TEL:(65)6462-6141　FAX:(65)6469-4043
馬來西亞／TEL:(603)9179-6333　FAX:(603)9179-6060
法律顧問／許晏賓律師
印 刷 廠／鴻運彩色印刷有限公司
出版日期／2009年 11 月　第一版第一刷

定價 280 元　港幣 93 元

ISBN 978-957-659-739-8　　Printed in Taiwan